L'aide-Soignant

Aux

Urgences
2nde édition

MARTIN STERLING

Table des matières

Introduction — 15
- **La réalité du métier d'aide-soignant en service des Urgences** — 16
- **L'importance de la formation et de l'expérience pratique** — 17
- **Objectifs de ce livre** — 19

Chapitre 1 : Découverte des Urgences — 23
- **Historique et évolution du service des Urgences** — 24
  - L'origine des services d'urgence — 24
  - Évolution des pratiques et des technologies — 26
- **Organisation du service des Urgences** — 28
  - Structure et agencement — 28
  - Personnel et rôles de chacun — 31
- **Journée type aux Urgences** — 33
  - Les différentes équipes (matin, après-midi, nuit) — 33
  - Gestion des flux de patients — 35

Chapitre 2 : Rôle et Missions de l'Aide-Soignant aux Urgences — 39

- **Description du rôle de l'aide-soignant** — 40
  - Missions générales — 40
  - Différences avec d'autres services hospitaliers — 42
- **Compétences techniques et relationnelles** — 44
  - Gestes techniques spécifiques aux Urgences — 44
  - Communication avec les patients et leurs familles — 46
  - Collaboration avec l'équipe médicale — 49
- **La gestion du stress et de l'émotion** — 51
  - Techniques de gestion du stress — 51
  - Importance du soutien psychologique — 53

Chapitre 3 : Les Soins de Base aux Urgences — 57

- **Accueil et installation du patient** — 58
  - Premiers contacts et évaluation initiale — 58
  - Installation en salle de soins — 60
- **Prise des constantes vitales** — 62
  - Méthodologie et importance de chaque constante — 62
  - Interprétation des résultats et actions à entreprendre — 65

- **Hygiène et prévention des infections**   67
  - Techniques de lavage des mains   67
  - Utilisation des équipements de protection individuelle (EPI)   70
- **Mobilisation et confort du patient**   72
  - Techniques de mobilisation sécurisées   72
  - Gestion de la douleur et du confort   75

Chapitre 4 : Les Situations d'Urgence Spécifiques   79

- **Les urgences cardiovasculaires**   80
  - Prise en charge de l'infarctus du myocarde   80
  - Gestion des arrêts cardiaques   82
- **Les urgences respiratoires**   85
  - Assistance respiratoire et oxygénothérapie   85
  - Prise en charge de l'asthme aigu sévère et de la BPCO décompensée   88
- **Les urgences neurologiques**   90
  - Gestion des AVC   90
  - Prise en charge des crises convulsives   93
- **Les traumatismes**   96
  - Gestion des polytraumatismes   96

- o Prise en charge des fractures et des plaies — 99

Chapitre 5 : La Communication aux Urgences — 103

- **La communication avec le patient** — 104
  - o Écoute active et empathie — 104
  - o Adaptation à différents profils de patients — 106
- **La communication avec l'équipe médicale** — 109
  - o Transmission des informations et des observations — 109
  - o Travail en équipe pluridisciplinaire — 112
- **La communication avec les familles** — 114
  - o Annonce et explication de la situation — 114
  - o Soutien et accompagnement psychologique — 116

Chapitre 6 : Les Protocoles et Procédures — 121

- **Les protocoles de soins** — 122
  - o Suivi des protocoles pour les différents types de soins — 122
  - o Importance de la rigueur et de la précision — 124
- **Les procédures d'urgence** — 127

- ○ Mise en place des procédures en situation critique — 127
- ○ Simulation et entraînement régulier — 130

Chapitre 7 : Éthique et Déontologie aux Urgences — 133

- **Les principes éthiques fondamentaux** — 134
  - ○ Respect de la dignité du patient — 134
  - ○ Confidentialité et respect de la vie privée — 136
- **Les dilemmes éthiques aux Urgences** — 139
  - ○ Prises de décision en situation critique — 139
  - ○ Gestion des conflits d'intérêts — 142
- **La législation en vigueur** — 145
  - ○ Droits des patients — 145
  - ○ Responsabilités légales des aides-soignants — 148

Chapitre 8 : Développement Professionnel et Personnel — 151

- **Formation continue et spécialisation** — 152
  - ○ Opportunités de formation et de certification — 152
  - ○ Spécialisations en soins d'urgence — 155
- **Bien-être et équilibre de vie** — 158
  - ○ Stratégies pour prévenir l'épuisement professionnel — 158

Chapitre 9 : La Technologie aux Urgences — 163

- **Équipements médicaux modernes** — 164
  - Détecteurs de signes vitaux avancés — 164
  - Technologies de monitorage et de télémédecine — 167
- **Logiciels de gestion des Urgences** — 171
  - Dossiers médicaux électroniques (DME) — 171
  - Applications et logiciels de triage — 174
- **Innovations et avenir technologique** — 177
  - Intelligence artificielle et machine learning — 177
  - Robots et assistance automatisée — 181

Chapitre 12 : Les Pathologies Fréquentes aux Urgences — 185

- **Maladies infectieuses et prévention** — 186
  - Prise en charge des infections courantes — 186
  - Protocoles en cas d'épidémie — 189
- **Les urgences psychiatriques** — 191
  - Gestion des crises psychiatriques — 191
  - Collaboration avec les services de santé mentale — 195
- **Toxicologie et intoxications** — 198

- ○ Prise en charge des intoxications médicamenteuses — 198
- ○ Gestion des surdoses et des empoisonnements — 201

Chapitre 14 : Les Urgences en Situation de Crise — 207

- **Gestion des catastrophes naturelles et accidents majeurs** — 208
  - ○ Plans d'urgence et coordination interservices — 208
  - ○ Prise en charge des victimes en masse — 211
- **Sécurité aux Urgences** — 214
  - ○ Protocoles de sécurité pour le personnel et les patients — 214
  - ○ Gestion des agressions et des incidents violents — 217

Chapitre 15 : Les Urgences Pédiatriques — 221

- **Particularités des soins pédiatriques aux Urgences** — 222
  - ○ Adaptation des soins aux enfants — 222
  - ○ Techniques spécifiques de communication avec les enfants — 225
- **Prise en charge des pathologies courantes chez les enfants** — 228
  - ○ Gestion des traumatismes pédiatriques — 228

- ○ Prise en charge des infections et 231
  des maladies aiguës
- • **Soutien aux familles** 234
  - ○ Communication avec les parents et 234
    les proches
  - ○ Accompagnement psychologique 237

Conclusion 241

- • **Récapitulatif des points clés** 242

Annexes 245

- • **Bibliographie et ressources utiles** 245
- • **Contacts et organisations de soutien** 249

Références 253

- • **Études et articles scientifiques** 253
- • **Guidelines et recommandations professionnelles** 257

« La salle des Urgences est le théâtre où l'aide-soignant devient l'acteur clé de la vie et de la mort, naviguant entre la détresse et l'espoir, apportant réconfort et compétence dans chaque geste, et transformant chaque crise en une opportunité de sauver des vies. »

Introduction

- **La réalité du métier d'aide-soignant en service des Urgences**

Travailler en tant qu'aide-soignant au service des Urgences est une expérience unique et intense, où chaque jour apporte son lot de défis et de gratifications. Ce métier exige une grande résilience, une capacité d'adaptation rapide, et une profonde empathie envers les patients. Les Urgences sont un environnement où la pression est constante, où chaque seconde compte, et où les décisions doivent être prises rapidement et avec précision.

L'aide-soignant aux Urgences est souvent le premier point de contact pour les patients en détresse. Il doit accueillir ces patients avec calme et assurance, évaluer rapidement leur état, et fournir les premiers soins essentiels. Cette première prise en charge est cruciale car elle peut influencer le cours de toute l'intervention médicale. L'aide-soignant doit être capable de détecter les signes vitaux critiques, d'identifier les symptômes alarmants, et de transmettre ces informations de manière claire et concise à l'équipe médicale.

La polyvalence est une qualité essentielle pour un aide-soignant aux Urgences. Chaque jour est différent, et les cas qui se présentent peuvent aller des traumatismes physiques sévères aux crises cardiaques, en passant par des problèmes respiratoires aigus ou des troubles psychiatriques. Cette diversité requiert une connaissance approfondie des pathologies courantes, ainsi qu'une maîtrise des gestes techniques spécifiques à chaque situation. L'aide-soignant doit également être à l'aise avec l'utilisation des équipements médicaux, tels que les moniteurs de signes vitaux, les défibrillateurs, et les dispositifs d'oxygénothérapie.

La communication est un autre aspect clé du métier. L'aide-soignant doit non seulement interagir efficacement avec les patients, souvent dans des moments de grande détresse, mais aussi avec leurs familles, qui peuvent être anxieuses et bouleversées. Savoir expliquer clairement les procédures, rassurer et offrir un soutien émotionnel est une part importante du travail. De plus, la collaboration avec l'équipe médicale est fondamentale.

L'aide-soignant doit pouvoir transmettre les informations pertinentes de manière précise et rapide, participer aux décisions cliniques, et parfois même anticiper les besoins du personnel médical.

Travailler aux Urgences signifie aussi gérer le stress et les émotions intenses. Voir des patients dans des situations critiques, parfois confrontés à la mort, nécessite une grande force mentale. Les aides-soignants développent des stratégies personnelles pour faire face à ces défis émotionnels, comme le recours au soutien entre collègues, la formation continue, et parfois l'assistance psychologique. L'entraide au sein de l'équipe est primordiale pour maintenir une atmosphère de travail positive et solidaire.

La réalité du métier d'aide-soignant aux Urgences est aussi marquée par des moments de grande satisfaction. Sauver des vies, apporter un soulagement immédiat à une personne en détresse, et voir un patient repartir en meilleure santé grâce à votre intervention sont des expériences extrêmement gratifiantes. Chaque journée aux Urgences renforce le sentiment de faire une différence, de jouer un rôle indispensable dans le système de santé, et de contribuer à la société de manière significative.

- **L'importance de la formation et de l'expérience pratique**

Dans le métier d'aide-soignant, et particulièrement au sein des Urgences, la formation et l'expérience pratique sont des piliers fondamentaux qui déterminent non seulement la qualité des soins prodigués, mais aussi la capacité à faire face aux situations critiques avec efficacité et sérénité. La formation initiale d'un aide-soignant constitue la base indispensable de son savoir-faire, mais c'est l'expérience pratique qui affine et enrichit ces compétences, rendant l'aide-soignant pleinement opérationnel dans un environnement aussi exigeant que celui des Urgences.

La formation initiale, souvent dispensée dans des instituts spécialisés, couvre un large éventail de connaissances théoriques et pratiques. Les étudiants y apprennent les bases de l'anatomie et de la physiologie, les principes de l'hygiène hospitalière, et les techniques de soins de base comme la prise des constantes vitales, les soins de plaies, et l'accompagnement des patients dans les gestes de la vie quotidienne. Ces connaissances sont essentielles, car elles fournissent le socle sur lequel repose toute intervention ultérieure. Une solide compréhension des mécanismes corporels et des besoins des patients permet de réagir de manière appropriée et efficace face à diverses situations médicales.

Cependant, la formation théorique ne suffit pas à elle seule à préparer pleinement les aides-soignants à la réalité du terrain, surtout aux Urgences où les situations sont souvent imprévisibles et évoluent rapidement. C'est là que l'expérience pratique entre en jeu. Les stages en milieu hospitalier, intégrés au cursus de formation, permettent aux étudiants de mettre en pratique leurs connaissances sous la supervision de professionnels expérimentés. Ces stages sont l'occasion de se familiariser avec le matériel médical, de comprendre l'organisation des services, et d'acquérir les réflexes nécessaires pour intervenir rapidement et efficacement.

L'expérience pratique dans un environnement réel, comme les Urgences, est inestimable. Elle permet aux aides-soignants de développer des compétences spécifiques à ce service, telles que la gestion des traumatismes, la prise en charge des arrêts cardiaques, et l'assistance lors de procédures invasives. Elle leur apprend également à travailler sous pression, à prioriser les actions, et à maintenir leur calme dans des situations de stress intense. En observant et en collaborant avec des infirmières, des médecins, et d'autres professionnels de santé, les aides-soignants en formation acquièrent une vision globale de la prise en charge des patients et des dynamiques d'équipe essentielles à un service d'Urgences efficace.

Une autre dimension cruciale de l'expérience pratique est l'apprentissage par l'erreur. Les Urgences, bien que régies par des protocoles stricts, sont un lieu où chaque situation est unique. Les aides-soignants apprennent à adapter leurs connaissances et compétences à chaque nouveau cas, à tirer des leçons de leurs erreurs, et à améliorer continuellement leur pratique. Cette capacité d'adaptation et d'apprentissage continu est essentielle pour évoluer dans un environnement aussi dynamique et imprévisible.

En outre, l'expérience pratique forge le caractère et la résilience des aides-soignants. Confrontés régulièrement à des situations difficiles et émotionnellement chargées, ils développent des stratégies pour gérer le stress et les émotions. La capacité à rester professionnel et efficace, même face à des scènes de détresse ou de souffrance, est une compétence clé acquise au fil du temps et des expériences vécues.

Enfin, l'importance de la formation continue ne saurait être sous-estimée. La médecine et les techniques de soins évoluent constamment, et il est crucial que les aides-soignants se tiennent informés des dernières avancées et mises à jour dans leur domaine. Participer à des formations, des ateliers, et des séminaires permet de rester à jour et de perfectionner ses compétences. Cette démarche proactive de formation continue assure non seulement la qualité des soins prodigués mais renforce également la confiance et la satisfaction professionnelles.

- **Objectifs de ce livre**

Ce livre a été conçu avec une vision claire et ambitieuse : offrir aux étudiants, aux novices et même aux aides-soignants expérimentés un guide complet et réaliste sur le travail en service des Urgences. Les objectifs de ce livre sont multiples, visant à informer, inspirer et équiper les aides-soignants pour qu'ils puissent exceller dans un environnement aussi complexe et exigeant.

Le premier objectif est de **fournir une compréhension approfondie et nuancée de ce que signifie être aide-soignant aux Urgences**. Il ne s'agit pas seulement de décrire les tâches et les responsabilités, mais de plonger dans la réalité quotidienne de ce métier. En partageant des anecdotes réelles, des témoignages de professionnels et des études de cas, ce livre cherche à peindre un tableau vivant et authentique de la vie aux Urgences, avec ses hauts et ses bas, ses moments de triomphe et ses défis incessants.

Un autre objectif clé est de **servir de ressource éducative complète**. Ce livre est conçu pour être un outil de référence pour les aides-soignants en formation, couvrant une large gamme de connaissances théoriques et pratiques nécessaires à la maîtrise de ce métier. Chaque chapitre est structuré de manière à fournir des informations détaillées sur les compétences techniques, les procédures médicales, la gestion des situations d'urgence, et bien plus encore. En intégrant des explications claires, des illustrations et des conseils pratiques, le livre vise à renforcer les compétences des aides-soignants et à les préparer à faire face aux défis de leur quotidien professionnel.

En outre, ce livre a pour objectif de **motiver et inspirer les aides-soignants**. Travailler aux Urgences peut être éprouvant, et il est facile de se sentir submergé ou démotivé. En partageant des histoires de réussite, des moments de résilience et des témoignages poignants, ce livre veut rappeler aux aides-soignants pourquoi ils ont choisi cette voie. Il met en lumière l'impact crucial de leur travail sur la vie des patients et l'importance de leur rôle dans le système de santé.

Un aspect essentiel abordé par ce livre est la **promotion du bien-être et de la résilience** chez les aides-soignants. Le stress et l'épuisement professionnel sont des réalités auxquelles beaucoup de soignants sont confrontés. Ce livre propose des stratégies concrètes pour gérer le stress, maintenir un équilibre sain entre vie professionnelle et vie personnelle, et trouver des moyens de se ressourcer et de rester motivé. L'objectif est de fournir non seulement des compétences techniques, mais aussi des outils pour le bien-être mental et émotionnel des aides-soignants.

Ce livre vise également à **encourager l'amélioration continue et l'apprentissage tout au long de la carrière**. La médecine est un domaine en constante évolution, et il est crucial que les aides-soignants se tiennent informés des nouvelles pratiques, des technologies émergentes et des avancées médicales. En soulignant l'importance de la formation continue et en fournissant des ressources pour l'éducation permanente, ce livre aspire à cultiver une culture d'excellence et de développement professionnel parmi les aides-soignants.

Enfin, ce livre a pour objectif de **favoriser la collaboration et le travail d'équipe** au sein des Urgences. La prise en charge des patients dans un environnement aussi dynamique repose sur une communication efficace et une collaboration étroite entre tous les membres de l'équipe médicale. En abordant les aspects de la communication interprofessionnelle, de la gestion des conflits et de la coordination des soins, ce livre cherche à renforcer les compétences en travail d'équipe et à promouvoir une culture de soutien mutuel et de respect.

Chapitre 1
Découverte des Urgences

- **Historique et évolution du service des Urgences**
  - L'origine des services d'urgence

Les services d'urgence, tels que nous les connaissons aujourd'hui, sont le fruit d'une évolution longue et complexe, façonnée par les besoins croissants de la société en matière de soins rapides et efficaces. L'origine des services d'urgence remonte à plusieurs siècles, avec des racines profondément ancrées dans les contextes de guerre, de catastrophe, et de progrès médical.

L'un des premiers exemples de soins d'urgence organisés peut être trouvé dans les champs de bataille de l'Europe médiévale, où des systèmes rudimentaires de triage étaient utilisés pour identifier les soldats qui avaient besoin de soins immédiats. Toutefois, c'est au cours des guerres napoléoniennes, au début du XIXe siècle, que le concept de soins d'urgence a pris une forme plus structurée. Le chirurgien français Dominique Jean Larrey, considéré comme l'un des pionniers des services d'urgence, a introduit l'idée des "ambulances volantes" (ambulances volantes). Ces unités mobiles étaient conçues pour transporter rapidement les soldats blessés du champ de bataille vers des hôpitaux de campagne, où ils pouvaient recevoir des soins immédiats. Larrey a également développé des techniques de triage pour prioriser les soins en fonction de la gravité des blessures, un principe fondamental qui perdure dans les services d'urgence modernes.

Le XIXe siècle a vu des progrès significatifs dans l'organisation des soins d'urgence avec l'industrialisation et l'urbanisation rapide. Les accidents du travail et les épidémies en milieu urbain ont créé un besoin urgent de soins médicaux rapides et accessibles. En 1865, la Croix-Rouge internationale a été fondée par Henry Dunant, en réponse aux horreurs qu'il avait observées lors de la bataille de Solférino. La Croix-Rouge a joué un rôle crucial dans la promotion et la mise en place de soins d'urgence sur les champs de bataille, ainsi que dans les communautés touchées par des catastrophes naturelles ou des crises humanitaires.

À la fin du XIXe siècle, les hôpitaux ont commencé à créer des services dédiés aux urgences pour faire face aux blessures et aux maladies aiguës. Le premier service d'urgence hospitalier moderne a été ouvert à l'hôpital Bellevue de New York en 1870. Ce développement a marqué une étape importante dans l'intégration des soins d'urgence dans les structures hospitalières, permettant une prise en charge rapide et spécialisée des patients en détresse.

Le XXe siècle a été témoin d'une expansion et d'une formalisation des services d'urgence, particulièrement après la Première et la Deuxième Guerre mondiale. Les conflits mondiaux ont démontré la nécessité d'améliorer les systèmes de soins d'urgence pour les civils et les militaires. La Seconde Guerre mondiale, en particulier, a conduit à des avancées significatives dans les techniques de réanimation et les soins de traumatologie, grâce à l'expérience acquise sur le front. Les systèmes de transport médicalisé, tels que les ambulances motorisées, ont été développés et améliorés, facilitant ainsi le transfert rapide des patients vers les hôpitaux.

En 1966, un rapport publié par le National Academy of Sciences aux États-Unis, intitulé "Accidental Death and Disability: The Neglected Disease of Modern Society", a mis en lumière les lacunes des systèmes de soins d'urgence civils et a préconisé des améliorations majeures. Ce rapport a conduit à la création des systèmes modernes de services médicaux d'urgence (SMU), qui comprennent des ambulances équipées, des paramédics formés, et des protocoles standardisés pour la gestion des urgences médicales.

Les dernières décennies ont vu une innovation continue dans le domaine des services d'urgence. La mise en place de numéros d'appel d'urgence universels, tels que le 911 aux États-Unis et le 112 en Europe, a permis une accessibilité rapide aux services de secours. Les avancées technologiques, comme la télémédecine et les systèmes de surveillance à distance, ont transformé la manière dont les soins d'urgence sont délivrés, permettant une évaluation et une intervention plus rapides et plus efficaces.

Aujourd'hui, les services d'urgence sont des composants essentiels des systèmes de santé, offrant des soins immédiats et spécialisés à ceux qui en ont le plus besoin. Ils sont le résultat de siècles de développement, d'innovations et de réponses aux besoins de la société en matière de santé. La mission des services d'urgence reste inchangée : sauver des vies, soulager la douleur et fournir des soins de qualité dans les moments les plus critiques.

o   Évolution des pratiques et des technologies

L'évolution des pratiques et des technologies dans les services d'urgence a été marquée par des avancées significatives qui ont transformé la manière dont les soins sont prodigués, améliorant ainsi la survie et la qualité de vie des patients. Cette évolution a été façonnée par l'innovation médicale, les leçons tirées des conflits militaires, les progrès technologiques, et l'amélioration continue des protocoles de soins.

Au début du XXe siècle, les services d'urgence étaient souvent rudimentaires, axés principalement sur des interventions de base comme le pansement des plaies et l'immobilisation des fractures. Cependant, l'expérience des deux guerres mondiales a radicalement changé cette approche. Les techniques de réanimation cardio-pulmonaire (RCP) et l'utilisation de la morphine pour soulager la douleur sont devenues des pratiques courantes. La nécessité de traiter rapidement les traumatismes et les blessures graves a conduit au développement de nouvelles méthodes chirurgicales et à l'introduction des unités de soins intensifs.

Les années 1960 et 1970 ont été des décennies cruciales pour l'évolution des services d'urgence. La publication du rapport "Accidental Death and Disability: The Neglected Disease of Modern Society" en 1966 a mis en évidence les lacunes des systèmes de soins d'urgence et a catalysé des réformes majeures. Cela a conduit à la création de systèmes de services médicaux d'urgence (SMU) plus structurés, avec des ambulances équipées de matériel médical avancé et des paramédics formés pour fournir des soins sur place. L'introduction du concept de "chaîne de survie" a également amélioré la coordination des soins, de la scène de l'incident jusqu'à l'hôpital.

L'évolution des pratiques médicales a également été influencée par les progrès en matière de formation et de spécialisation. Les professionnels de la santé ont commencé à recevoir une formation plus spécifique et plus approfondie en médecine d'urgence. Les programmes de résidence en médecine d'urgence ont été établis, offrant une formation spécialisée aux médecins et améliorant ainsi la qualité des soins dispensés dans les services d'urgence. De plus, les formations continues et les certifications en soins d'urgence pour les infirmières et les aides-soignants ont contribué à standardiser et à améliorer les pratiques.

La technologie a joué un rôle central dans l'évolution des services d'urgence. L'introduction des défibrillateurs externes automatiques (DEA) a révolutionné le traitement des arrêts cardiaques, permettant une intervention rapide et efficace par les premiers intervenants et même par des témoins non formés. Les progrès en imagerie médicale, tels que la tomodensitométrie (CT) et l'imagerie par résonance magnétique (IRM), ont permis des diagnostics plus rapides et plus précis des blessures et des conditions médicales complexes.

Les systèmes de gestion de l'information médicale ont également transformé les services d'urgence. Les dossiers médicaux électroniques (DME) ont amélioré l'efficacité et la précision de la documentation des soins, permettant un accès rapide aux antécédents médicaux des patients et une meilleure coordination des soins entre les différents services hospitaliers. La télémédecine, en particulier, a ouvert de nouvelles possibilités pour les soins d'urgence, permettant aux médecins de fournir des consultations et des diagnostics à distance, réduisant ainsi les délais de traitement dans les zones rurales ou sous-desservies.

L'avènement des technologies portables et des applications mobiles a également eu un impact significatif. Les moniteurs portables de signes vitaux, les échographes portatifs, et les applications de triage ont permis aux professionnels des services d'urgence de prendre des décisions éclairées plus rapidement et de manière plus efficace. Les innovations en matière de transport médical, comme les hélicoptères ambulances, ont également amélioré la rapidité et l'accessibilité des soins d'urgence, particulièrement dans les régions éloignées ou difficiles d'accès.

En parallèle à ces innovations technologiques, les pratiques en matière de gestion des urgences ont également évolué pour inclure une approche plus centrée sur le patient. L'accent est mis sur la communication, l'empathie et le soutien psychologique, reconnaissant l'importance de l'expérience globale du patient et de ses proches. Les protocoles de soins ont été développés pour intégrer une prise en charge holistique, allant au-delà des traitements médicaux pour inclure le soutien émotionnel et social.

Enfin, la recherche continue et l'innovation restent au cœur de l'évolution des pratiques et des technologies dans les services d'urgence. Les essais cliniques et les études de recherche sont essentiels pour tester et valider de nouvelles techniques et technologies, garantissant ainsi que les soins prodigués reposent sur les meilleures preuves disponibles. Les collaborations internationales et les partages de bonnes pratiques entre les différents systèmes de santé permettent également une amélioration continue et une diffusion rapide des innovations.

- **Organisation du service des Urgences**
    o Structure et agencement

La structure et l'agencement des services d'urgence sont conçus pour optimiser la prise en charge des patients dans des situations critiques. Chaque élément de l'agencement, du positionnement des salles de soins à l'organisation des équipes, joue un rôle crucial pour garantir que les patients reçoivent des soins rapides, efficaces et coordonnés. Comprendre cette structure permet de mieux appréhender la complexité et l'efficacité des services d'urgence.

À l'entrée des urgences, se trouve généralement la zone de **triage**. C'est le point de départ pour tous les patients entrant dans le service. Le triage est géré par des infirmières expérimentées ou des aides-soignants formés spécifiquement pour évaluer rapidement l'état de chaque patient. Cette évaluation initiale est essentielle pour déterminer la priorité des soins en fonction de la gravité de la condition médicale. Le système de triage peut utiliser des codes couleur ou des échelles de gravité pour classer les patients, assurant ainsi que ceux nécessitant des soins immédiats soient pris en charge en priorité.

Juste après la zone de triage se trouve la **salle d'attente**, où les patients et leurs familles attendent avant d'être admis dans la zone de traitement. Cette salle est souvent équipée de sièges confortables, de ressources d'information et parfois de personnel de soutien pour répondre aux questions et apaiser les inquiétudes. La salle d'attente joue un rôle important dans la gestion des flux de patients, assurant un passage fluide vers les salles de soins tout en minimisant le stress et l'inconfort.

Les **salles de traitement** elles-mêmes sont agencées pour maximiser l'efficacité des soins. Elles sont généralement divisées en plusieurs sections en fonction des besoins des patients : une zone pour les soins critiques, une autre pour les cas moins graves, et parfois une zone spécifique pour les consultations rapides ou les soins ambulatoires. Les salles de soins critiques sont équipées de matériel de réanimation, de moniteurs de signes vitaux et d'autres équipements essentiels pour stabiliser les patients en situation d'urgence vitale.

À proximité des salles de traitement se trouvent les **unités de diagnostic**, comme les salles de radiologie et les laboratoires. La proximité de ces unités permet des diagnostics rapides et précis, indispensables pour la prise en charge efficace des patients. Les scanners, les appareils de radiographie et les équipements de laboratoire sont essentiels pour identifier rapidement les causes sous-jacentes des symptômes des patients et déterminer le meilleur plan de traitement.

La **salle de réanimation** est un autre élément clé de l'agencement des urgences. Cette salle est spécialement équipée pour gérer les situations de détresse vitale, comme les arrêts cardiaques ou respiratoires. Elle dispose de matériel de pointe, y compris des défibrillateurs, des ventilateurs et des médicaments d'urgence, et est située de manière à permettre un accès rapide pour l'équipe de réanimation.

Les **salles d'observation** sont destinées aux patients qui nécessitent une surveillance continue mais qui ne sont pas en état critique. Ces salles permettent aux professionnels de la santé de suivre de près l'évolution des patients, d'ajuster les traitements en conséquence et de décider si une hospitalisation prolongée est nécessaire.

Les **zones de décontamination** et les **salles d'isolement** sont également essentielles dans les services d'urgence, notamment pour gérer les patients atteints de maladies infectieuses ou de contaminations chimiques. Ces zones sont équipées pour protéger à la fois les patients et le personnel soignant, avec des systèmes de filtration de l'air, des équipements de protection individuelle (EPI) et des protocoles stricts de contrôle des infections.

L'**espace réservé au personnel** comprend des salles de repos, des bureaux pour la documentation médicale et des zones de réunion pour les briefings et la coordination des soins. Ces espaces sont cruciaux pour le bien-être du personnel soignant, leur permettant de se reposer, de se ressourcer et de maintenir une communication efficace au sein de l'équipe.

Enfin, les **accès sécurisés** et les **sorties d'urgence** sont intégrés dans la conception des services d'urgence pour garantir la sécurité de tous. Les couloirs larges et les portes automatiques facilitent le transport rapide des patients en brancard ou en fauteuil roulant, tandis que les systèmes de sécurité assurent la protection contre les intrusions et les incidents.

- Personnel et rôles de chacun

Le bon fonctionnement des services d'urgence repose sur une équipe multidisciplinaire hautement coordonnée, où chaque membre joue un rôle crucial pour assurer des soins rapides et efficaces aux patients en détresse. La diversité des compétences et la synergie entre les différents professionnels de santé sont essentielles pour répondre aux défis complexes et variés rencontrés quotidiennement.

Les médecins urgentistes sont au cœur de l'équipe des urgences. Formés pour gérer une vaste gamme de conditions médicales aiguës, ils prennent en charge les diagnostics rapides, les décisions de traitement et les interventions d'urgence. Leur capacité à évaluer et à stabiliser rapidement les patients est cruciale, surtout dans les situations où chaque seconde compte. Ils coordonnent également les efforts de l'équipe, veillant à ce que les soins soient dispensés de manière efficace et cohérente.

Les infirmières et infirmiers aux urgences sont des professionnels polyvalents et essentiels. Ils effectuent des évaluations initiales, administrent des médicaments, surveillent les signes vitaux et assistent les médecins dans les procédures complexes. Leur rôle inclut également le soutien émotionnel des patients et de leurs familles, expliquant les procédures et fournissant des informations sur les soins. Les infirmières et infirmiers spécialisés en soins d'urgence possèdent des compétences avancées en réanimation, en gestion de la douleur et en soins critiques, ce qui leur permet de réagir efficacement aux situations d'urgence.

Les aides-soignants jouent un rôle indispensable dans les services d'urgence. Ils assistent les infirmières et les médecins en effectuant des tâches essentielles comme la prise des constantes vitales, l'hygiène des patients, l'aide à la mobilité et le soutien aux patients dans leurs besoins quotidiens. Leur présence permet de libérer du temps pour les infirmières et les médecins, leur permettant ainsi de se concentrer sur des tâches plus complexes. Les aides-soignants apportent également un réconfort humain crucial, souvent étant les premiers à établir un contact avec les patients en détresse.

Les paramédics et **techniciens ambulanciers** sont souvent les premiers intervenants sur les lieux d'un incident. Leur formation spécialisée en soins préhospitaliers leur permet de stabiliser les patients avant leur arrivée à l'hôpital. Ils effectuent des interventions vitales, telles que la réanimation cardio-pulmonaire, l'administration d'oxygène et la gestion des traumatismes. Leurs compétences en évaluation rapide et en transport sécurisé des patients sont vitales pour assurer une continuité des soins de qualité dès la scène de l'incident jusqu'aux urgences.

Les secrétaires médicales et **agents administratifs** jouent un rôle clé dans le bon fonctionnement administratif des urgences. Ils gèrent l'accueil des patients, l'enregistrement des données médicales, la coordination des dossiers et la communication entre les différents services hospitaliers. Leur travail assure que les informations critiques sont disponibles en temps réel, facilitant ainsi une prise en charge rapide et précise.

Les radiologues et **techniciens en imagerie médicale** contribuent également de manière significative. Ils réalisent des examens d'imagerie essentiels, tels que les radiographies, les scanners et les échographies, permettant aux médecins de poser des diagnostics précis. Leur expertise technique et leur capacité à produire des images de haute qualité dans des délais courts sont cruciales pour la prise en charge des patients aux urgences.

Les laborantins et **techniciens de laboratoire** jouent un rôle crucial en effectuant des analyses biologiques rapides et précises. Les résultats de ces tests sont essentiels pour diagnostiquer des conditions comme les infections, les déséquilibres électrolytiques et les troubles métaboliques. Leur travail en coulisses est vital pour fournir aux médecins les informations nécessaires à la prise de décisions éclairées.

Les psychologues et **travailleurs sociaux** apportent un soutien indispensable pour les patients et leurs familles, surtout dans les situations de crise. Ils aident à gérer le stress, l'anxiété et les traumatismes émotionnels associés aux urgences médicales. Leur intervention peut inclure des conseils, des techniques de relaxation et des plans de suivi post-hospitalisation, garantissant ainsi une approche holistique des soins.

Les personnels de nettoyage et de maintenance assurent un environnement sûr et hygiénique. Leur travail discret mais vital garantit que les zones de soins sont propres, les équipements sont fonctionnels, et les protocoles de désinfection sont respectés. Leur rôle est essentiel pour prévenir les infections nosocomiales et maintenir un cadre de soins optimal.

- **Journée type aux Urgences**
  - Les différentes équipes (matin, après-midi, nuit)

Les services d'urgence fonctionnent sans interruption, 24 heures sur 24, 7 jours sur 7, ce qui nécessite une organisation rigoureuse et la présence de différentes équipes tout au long de la journée et de la nuit. Cette rotation des équipes est essentielle pour assurer la continuité des soins et permettre à chaque membre du personnel de se reposer et de se ressourcer. Chaque équipe, qu'elle soit de matin, d'après-midi ou de nuit, joue un rôle spécifique et crucial dans le fonctionnement global du service.

L'équipe du matin commence généralement sa journée tôt, souvent avant l'aube. Cette équipe est chargée de prendre le relais de la nuit, en commençant par une réunion de passation où les infirmières et les médecins de nuit transmettent les informations sur les patients en cours de traitement. Ce moment de transition est crucial pour assurer une continuité des soins sans interruption et pour discuter des cas les plus critiques.

Une fois la passation effectuée, l'équipe du matin s'occupe de l'afflux matinal des patients. Les urgences voient souvent une augmentation du nombre de patients en début de journée, notamment ceux adressés par les médecins généralistes ou arrivés après une nuit de symptômes inquiétants. Cette équipe doit être prête à gérer un volume élevé de consultations et de soins diversifiés. Les tâches incluent les évaluations initiales, la prise des constantes vitales, la réalisation des premiers diagnostics et le début des traitements appropriés. L'équipe du matin est également responsable de la coordination avec les différents services de l'hôpital, comme les laboratoires et les unités de radiologie, pour effectuer les tests nécessaires.

L'équipe de l'après-midi prend le relais en début d'après-midi, souvent après une deuxième réunion de passation. Cette équipe doit gérer la continuité des soins pour les patients déjà présents aux urgences, tout en prenant en charge les nouveaux arrivants. L'après-midi est souvent marqué par un mélange de cas urgents et de consultations moins critiques. L'équipe doit faire preuve de flexibilité et d'adaptabilité pour répondre aux besoins variés des patients.

Durant cette période, les urgences peuvent également recevoir des patients transférés d'autres services ou hôpitaux, nécessitant des soins spécialisés ou une gestion de crise. L'équipe de l'après-midi est souvent impliquée dans des procédures diagnostiques et thérapeutiques plus complexes, nécessitant une étroite collaboration avec les spécialistes de l'hôpital. La gestion des flux de patients et la coordination des soins sont essentielles pour éviter les engorgements et assurer une prise en charge fluide et efficace.

L'équipe de nuit entre en service en début de soirée et travaille jusqu'au matin. La nuit aux urgences présente des défis uniques. Les équipes de nuit doivent être particulièrement autonomes et prêtes à gérer des situations imprévues avec un effectif souvent réduit. Les cas nocturnes peuvent varier, allant des accidents de la route aux crises médicales aiguës comme les infarctus, les AVC ou les intoxications.

La tranquillité apparente de la nuit peut être trompeuse, car les urgences peuvent soudainement être submergées par un afflux de patients nécessitant une attention immédiate. L'équipe de nuit doit donc rester vigilante et prête à intervenir rapidement. Le travail de nuit exige également une gestion efficace de la fatigue et du stress, car les professionnels de santé doivent maintenir un haut niveau de performance malgré les horaires inhabituels.

Chaque équipe, qu'elle soit de matin, d'après-midi ou de nuit, bénéficie de la collaboration interprofessionnelle et de la communication continue. Les réunions de passation jouent un rôle clé pour assurer que toutes les informations pertinentes sont transmises et que les soins aux patients se poursuivent sans interruption. Cette coordination garantit que chaque équipe est informée des évolutions des cas en cours, des nouveaux diagnostics et des interventions réalisées.

o Gestion des flux de patients

La gestion des flux de patients est un aspect fondamental du fonctionnement des services d'urgence. Un flux de patients bien géré assure que chaque individu reçoit les soins appropriés dans les meilleurs délais, réduisant ainsi les risques de complications et améliorant la satisfaction des patients. Ce processus implique une coordination minutieuse, une communication efficace et l'utilisation de diverses stratégies pour optimiser l'efficacité et la qualité des soins.

Dès l'arrivée des patients aux urgences, le processus de triage est la première étape cruciale. Le **triage** consiste à évaluer rapidement l'état de chaque patient pour déterminer la priorité de traitement en fonction de la gravité de leur condition. Les infirmières de triage, hautement qualifiées et expérimentées, utilisent des protocoles spécifiques pour classer les patients en différentes catégories : urgences vitales, urgences relatives et soins moins urgents. Cette évaluation initiale permet de diriger immédiatement les cas les plus critiques vers les zones de soins intensifs, tandis que les autres patients sont orientés vers les salles d'attente ou d'autres zones appropriées.

Une fois le triage effectué, la **gestion de l'admission** et de l'orientation des patients joue un rôle clé. Les patients classés comme urgences vitales sont pris en charge immédiatement par les équipes de soins critiques, souvent dans des salles de réanimation équipées de matériel spécialisé pour la gestion des arrêts cardiaques, des détresses respiratoires et des traumatismes sévères. Les patients nécessitant des soins urgents mais non vitaux sont orientés vers des salles de traitement où ils peuvent recevoir des diagnostics et des soins appropriés sans délai excessif.

Pour les patients en attente de soins, une bonne **gestion de la salle d'attente** est essentielle. Des systèmes de gestion de file d'attente et des outils informatiques permettent de surveiller le temps d'attente et de maintenir les patients informés de leur statut. Le personnel d'accueil joue également un rôle important en fournissant des mises à jour régulières et en répondant aux questions, ce qui aide à réduire l'anxiété des patients et de leurs familles.

La **coordination avec les autres services hospitaliers** est un autre élément crucial de la gestion des flux de patients. Les services de radiologie, de laboratoire et de consultation spécialisée doivent être intégrés de manière fluide pour permettre un accès rapide aux diagnostics et aux traitements complémentaires. Les systèmes informatiques interconnectés facilitent le partage instantané des résultats de tests et des images médicales, accélérant ainsi le processus décisionnel et réduisant les temps d'attente pour les patients.

La **gestion des lits** est également essentielle pour garantir une prise en charge efficace des patients nécessitant une hospitalisation. Les services d'urgence doivent travailler en étroite collaboration avec les unités d'hospitalisation pour assurer la disponibilité des lits et faciliter les transferts rapides des patients une fois leur état stabilisé. Des outils de gestion des lits en temps réel permettent de suivre l'occupation des lits et d'optimiser l'utilisation des ressources disponibles.

L'**adaptation aux variations du flux de patients** est un défi constant. Les services d'urgence peuvent connaître des pics d'affluence imprévus, tels que lors d'accidents majeurs, de catastrophes naturelles ou d'épidémies. Pour gérer ces situations, des plans d'urgence et des protocoles de montée en charge sont mis en place. Ces plans prévoient des ressources supplémentaires, l'appel de personnel supplémentaire et la réorganisation des espaces pour accueillir un grand nombre de patients en peu de temps.

La **communication interne** est essentielle pour une gestion efficace des flux de patients. Les réunions de passation entre les équipes de différentes périodes (matin, après-midi, nuit) permettent de transmettre les informations critiques sur l'état des patients et les interventions en cours. Des systèmes de communication internes, tels que les pagers, les téléphones portables et les logiciels de messagerie sécurisés, facilitent la coordination rapide entre les différents membres de l'équipe et les services.

Enfin, la **formation continue et l'amélioration des processus** sont cruciales pour maintenir une gestion optimale des flux de patients. Le personnel des urgences participe régulièrement à des simulations et à des formations pour perfectionner leurs compétences en triage, en réanimation et en gestion des crises. Des audits réguliers et des analyses de performance permettent d'identifier les points faibles et de mettre en œuvre des améliorations continues.

Chapitre 2
Rôle et Missions de l'Aide-Soignant aux Urgences

- **Description du rôle de l'aide-soignant**
  - Missions générales

Les missions générales des aides-soignants dans les services d'urgence sont diversifiées et cruciales, jouant un rôle fondamental dans la prise en charge globale des patients. Les aides-soignants sont des piliers indispensables de l'équipe médicale, contribuant à chaque étape du parcours de soins, depuis l'accueil des patients jusqu'à leur sortie ou transfert. Leur mission est non seulement d'assister les infirmières et les médecins, mais aussi de fournir des soins directs aux patients, de gérer les aspects logistiques et de garantir un environnement sûr et confortable.

L'une des premières missions des aides-soignants aux urgences est **l'accueil et l'orientation des patients**. Lorsqu'un patient arrive aux urgences, souvent dans un état de détresse ou d'anxiété, l'aide-soignant est l'une des premières personnes qu'il rencontre. Avec empathie et professionnalisme, l'aide-soignant recueille les informations initiales, rassure le patient et l'oriente vers la zone de triage ou directement vers une salle de soins en fonction de l'urgence de sa condition. Cette première interaction est essentielle pour établir un climat de confiance et assurer une prise en charge rapide.

Une autre mission clé est **la prise des constantes vitales**. Les aides-soignants sont responsables de mesurer la température, la pression artérielle, le pouls et la saturation en oxygène des patients. Ces données vitales sont cruciales pour évaluer l'état de santé du patient et orienter les décisions médicales. Les aides-soignants doivent effectuer ces mesures avec précision et rapidité, et signaler immédiatement toute anomalie aux infirmières ou aux médecins.

L'assistance aux soins de base et aux procédures médicales constitue une part importante du travail des aides-soignants. Ils aident les patients à effectuer des tâches quotidiennes comme se laver, s'habiller et manger, surtout ceux qui sont immobilisés ou en état de faiblesse. En outre, ils assistent les infirmières et les médecins lors de procédures médicales telles que les prélèvements sanguins, la mise en place de perfusions, les pansements et les sutures. Leur aide permet de gagner du temps et d'assurer que les procédures se déroulent sans heurts.

La gestion de l'hygiène et de la prévention des infections est une autre mission essentielle. Les aides-soignants sont responsables de maintenir un environnement propre et aseptisé pour prévenir les infections nosocomiales. Cela inclut la désinfection des surfaces, des équipements médicaux et des salles de soins, ainsi que l'application stricte des protocoles d'hygiène. Ils veillent également à ce que les patients respectent les règles d'hygiène, contribuant ainsi à la sécurité de tous.

Les aides-soignants jouent également un rôle crucial dans **la mobilisation et le confort des patients**. Ils aident à repositionner les patients pour éviter les escarres, facilitent les déplacements vers les toilettes ou les salles d'examen, et veillent à ce que les patients soient installés confortablement. Cette mission est particulièrement importante pour les patients immobilisés ou souffrant de douleurs, car elle améliore leur confort physique et psychologique.

En plus de ces tâches cliniques, les aides-soignants ont des **responsabilités administratives et logistiques**. Ils contribuent à la gestion des stocks de fournitures médicales, veillent à ce que le matériel nécessaire soit disponible et prêt à l'emploi, et aident à la documentation des soins dans les dossiers médicaux. Cette organisation logistique est cruciale pour le bon fonctionnement des urgences et pour éviter toute interruption des soins.

Les aides-soignants ont également une mission de **soutien émotionnel et psychologique**. Les urgences sont souvent des lieux de grande détresse pour les patients et leurs familles. Les aides-soignants apportent un soutien moral en écoutant, rassurant et répondant aux questions. Ils jouent un rôle clé dans la réduction de l'anxiété et de la peur, offrant une présence réconfortante dans des moments souvent traumatisants.

Enfin, les aides-soignants doivent **travailler en étroite collaboration avec le reste de l'équipe médicale**. La communication et la coordination sont essentielles pour assurer des soins intégrés et efficaces. Les aides-soignants participent aux réunions de passation, où ils partagent les informations sur l'état des patients et les interventions en cours. Cette collaboration interprofessionnelle garantit une prise en charge cohérente et optimale.

- Différences avec d'autres services hospitaliers

Le travail en service des urgences se distingue nettement des autres services hospitaliers par son rythme effréné, la diversité des cas rencontrés et les exigences spécifiques en termes de compétences et de réactivité. Ces différences façonnent non seulement le quotidien des aides-soignants, mais aussi l'ensemble de la dynamique de travail et de prise en charge des patients.

L'une des principales différences réside dans le **rythme de travail**. Aux urgences, l'activité est incessante et imprévisible. Les patients arrivent sans rendez-vous, souvent dans des états critiques, nécessitant une évaluation et une intervention immédiates. Contrairement aux services programmés comme la chirurgie ou la médecine interne, où les patients sont admis de manière planifiée, les urgences doivent être prêtes à gérer une grande variété de situations à tout moment. Cette imprévisibilité impose un niveau élevé de vigilance et de réactivité chez le personnel, qui doit être capable de passer rapidement d'une tâche à une autre, souvent sous une pression intense.

La **diversité des cas** traités aux urgences est également unique. Les aides-soignants et autres membres de l'équipe soignante peuvent être confrontés à une myriade de situations médicales, allant des traumatismes physiques sévères, comme les accidents de la route et les chutes, aux urgences médicales telles que les crises cardiaques, les accidents vasculaires cérébraux (AVC), les intoxications, et les problèmes respiratoires aigus. Cette diversité requiert une polyvalence et une large base de connaissances pour pouvoir s'adapter à chaque situation spécifique, contrairement aux services spécialisés où le personnel traite des pathologies spécifiques et répétitives.

Une autre différence notable est **l'intensité émotionnelle**. Les urgences sont souvent le théâtre de moments de crise, de souffrance aiguë et de situations potentiellement mortelles. Les aides-soignants doivent non seulement fournir des soins techniques, mais aussi gérer l'angoisse et le désespoir des patients et de leurs familles. Cette dimension émotionnelle est moins prégnante dans des services où les patients ont des conditions chroniques ou moins immédiates. Le soutien psychologique et la capacité à rester calme et empathique dans des moments de grande détresse sont donc des compétences essentielles aux urgences.

La **rapidité de la prise en charge** est un autre aspect distinctif. Aux urgences, chaque seconde compte. Les processus sont conçus pour minimiser le temps entre l'arrivée du patient et le début du traitement. Cela inclut des systèmes de triage rapides, une communication efficace entre les membres de l'équipe, et des protocoles de soins standardisés pour les conditions les plus courantes. Cette rapidité contraste avec d'autres services où les décisions peuvent être prises de manière plus délibérée et les soins planifiés sur une plus longue durée.

Les **protocoles et les procédures** diffèrent également. Les urgences suivent des protocoles stricts pour gérer les situations de crise, comme les arrêts cardiaques, les traumatismes multiples, et les intoxications. Ces protocoles sont souvent mis en œuvre en collaboration étroite avec les services de radiologie, de laboratoire et les spécialistes, nécessitant une coordination rapide et efficace. En revanche, dans les services de médecine interne ou de soins de longue durée, les protocoles peuvent être plus axés sur le suivi continu et la gestion à long terme des maladies chroniques.

La **formation et les compétences requises** pour travailler aux urgences sont également spécifiques. Les aides-soignants dans ce service doivent posséder une formation solide en réanimation, en gestion des urgences traumatiques et médicales, et être à l'aise avec l'utilisation d'équipements de surveillance et de diagnostic avancés. Cette formation spécialisée est souvent plus intensive que celle requise pour d'autres services hospitaliers, où les compétences techniques peuvent être plus limitées aux besoins spécifiques du service.

La **dynamique d'équipe** est une autre caractéristique distincte des urgences. Le travail en équipe y est particulièrement crucial, étant donné la nécessité de réponses rapides et coordonnées. Les aides-soignants, les infirmières, les médecins, et les autres professionnels de santé doivent communiquer efficacement et travailler de manière synchronisée pour assurer la meilleure prise en charge possible. Cette interdépendance est souvent plus prononcée que dans d'autres services, où les soins peuvent être plus individualisés et moins urgents.

- **Compétences techniques et relationnelles**
    o Gestes techniques spécifiques aux Urgences

Les gestes techniques spécifiques aux urgences sont diversifiés et requièrent une compétence et une précision accrues de la part des aides-soignants. Dans un environnement où chaque seconde compte et où les patients peuvent arriver dans des états critiques, ces gestes techniques sont essentiels pour stabiliser les patients, prévenir les complications et faciliter des interventions médicales efficaces.

L'un des gestes les plus fondamentaux et fréquents est la **prise des constantes vitales**. Les aides-soignants doivent mesurer et interpréter rapidement la température corporelle, la pression artérielle, le pouls et la saturation en oxygène. Ces données cruciales permettent de détecter les signes de détresse ou de décompensation et d'informer immédiatement les infirmières et les médecins pour des interventions rapides.

La réanimation cardio-pulmonaire (RCP) est un autre geste vital aux urgences. Les aides-soignants sont formés à la pratiquer efficacement en cas d'arrêt cardiaque, en utilisant des compressions thoraciques et des ventilations pour maintenir la circulation sanguine et l'oxygénation des organes vitaux jusqu'à l'arrivée des secours avancés. La maîtrise de l'utilisation des défibrillateurs externes automatiques (DEA) est également essentielle, car ces appareils peuvent rétablir un rythme cardiaque normal en délivrant un choc électrique contrôlé.

Les aides-soignants aux urgences doivent également être compétents dans **la gestion des voies respiratoires**. Cela inclut des techniques comme l'aspiration des sécrétions, la mise en place de canules nasopharyngées ou oropharyngées pour maintenir les voies respiratoires ouvertes, et l'administration d'oxygène à travers différents dispositifs, tels que les masques à oxygène ou les lunettes nasales. Ces gestes sont souvent nécessaires pour les patients en détresse respiratoire ou inconscients.

L'immobilisation des fractures et des traumatismes est une autre compétence clé. Les aides-soignants utilisent des attelles, des colliers cervicaux et des planches dorsales pour stabiliser les fractures et les blessures de la colonne vertébrale, minimisant ainsi les risques de dommages supplémentaires. Ils doivent connaître les techniques d'immobilisation et de manipulation douce pour éviter d'aggraver les blessures.

La gestion des plaies constitue également une part importante des soins aux urgences. Les aides-soignants sont formés à nettoyer, désinfecter et panser les plaies, en utilisant des techniques stériles pour prévenir les infections. Ils peuvent également assister les infirmières et les médecins lors de sutures en préparant le matériel nécessaire et en assurant la tranquillité du patient pendant la procédure.

L'insertion et la gestion des cathéters urinaires font partie des compétences techniques spécifiques aux urgences. Les aides-soignants doivent être capables de poser des cathéters de manière aseptique, surveiller la sortie urinaire, et gérer les soins liés aux cathéters pour prévenir les infections et les complications.

Les prélèvements sanguins et les tests rapides sont d'autres gestes techniques cruciaux. Les aides-soignants doivent savoir effectuer des prélèvements sanguins avec précision pour les analyses urgentes. Ils peuvent également utiliser des dispositifs de test rapide pour des conditions spécifiques comme l'hyperglycémie, l'intoxication, ou les infections, fournissant des résultats immédiats qui orientent les décisions de traitement.

La **mobilisation et le transfert des patients** sont également des gestes techniques essentiels. Les aides-soignants utilisent des techniques de levage et de transfert sécurisées pour déplacer les patients de manière à éviter les blessures et à maintenir le confort. Cela inclut l'utilisation de brancards, de fauteuils roulants et d'autres dispositifs de transfert, ainsi que l'application de techniques ergonomiques pour protéger à la fois le patient et le soignant.

Enfin, la **communication et la documentation des soins** sont des aspects techniques cruciaux du travail aux urgences. Les aides-soignants doivent documenter avec précision les soins prodigués, les observations cliniques et les interventions réalisées. Cette documentation est essentielle pour assurer la continuité des soins et pour fournir des informations précieuses aux autres membres de l'équipe médicale.

o   Communication avec les patients et leurs familles
La communication avec les patients et leurs familles est un élément fondamental du travail aux urgences. Dans ce contexte où règnent souvent le stress, l'incertitude et l'urgence, une communication claire, empathique et efficace est essentielle pour garantir une prise en charge optimale et humaine. Les aides-soignants jouent un rôle crucial dans cette communication, servant de lien entre les patients, leurs proches et l'équipe médicale.

Dès l'arrivée d'un patient aux urgences, la première interaction avec l'aide-soignant est déterminante. **Accueillir le patient avec chaleur et empathie** peut aider à atténuer l'anxiété initiale. L'aide-soignant doit poser des questions claires et pertinentes pour recueillir les informations nécessaires tout en faisant preuve d'écoute active. Cette capacité à écouter et à comprendre les préoccupations du patient est cruciale pour établir une relation de confiance. Les aides-soignants doivent rassurer les patients, leur expliquer le processus de triage et les informer sur les étapes suivantes, ce qui contribue à réduire la peur de l'inconnu.

La **transmission d'informations médicales** aux patients doit être faite avec clarté et simplicité. Les aides-soignants doivent éviter le jargon médical et s'assurer que les patients comprennent bien leur état de santé, les procédures qu'ils vont subir et les raisons pour lesquelles ces interventions sont nécessaires. Cette transparence permet aux patients de se sentir plus impliqués et moins passifs dans leur propre prise en charge.

Lorsque des **interventions ou des procédures** doivent être réalisées, il est crucial d'expliquer chaque étape au patient. Par exemple, avant de prendre des constantes vitales, l'aide-soignant peut expliquer pourquoi ces mesures sont importantes et comment elles seront effectuées. Cela aide à réduire l'anxiété et à obtenir la coopération du patient. De même, lors de la mise en place d'une perfusion ou d'un prélèvement sanguin, une explication préalable sur la procédure et les sensations éventuelles peut rendre l'expérience moins stressante.

L'accompagnement des familles est un autre aspect essentiel de la communication aux urgences. Les proches des patients sont souvent très inquiets et peuvent ressentir de l'impuissance face à la situation. Les aides-soignants doivent offrir un soutien émotionnel, répondre aux questions et fournir des mises à jour régulières sur l'état du patient. Il est important d'être honnête tout en restant rassurant, même lorsque les nouvelles ne sont pas optimistes. Les familles doivent se sentir écoutées et soutenues, ce qui peut inclure expliquer les procédures médicales, les temps d'attente et les prochaines étapes prévues.

Gérer les attentes est également une partie importante de la communication. Les urgences sont des environnements où les temps d'attente peuvent varier en fonction de la gravité des cas traités. Les aides-soignants doivent informer les patients et leurs familles des possibles délais et expliquer pourquoi certaines priorités sont nécessaires. Cette transparence aide à prévenir la frustration et l'impatience.

La **communication en situation de crise** demande une attention particulière. Lorsque les patients ou leurs familles sont sous le choc ou en détresse émotionnelle, les aides-soignants doivent faire preuve de calme et de compassion. Utiliser un ton de voix apaisant, établir un contact visuel et montrer de l'empathie sont des techniques qui peuvent aider à désamorcer les tensions. Il est crucial de valider les émotions des patients et de leurs proches, leur montrant ainsi qu'ils sont compris et soutenus.

En cas de **mauvaises nouvelles**, les aides-soignants doivent être préparés à offrir un soutien immédiat et approprié. Cela implique de connaître les bases de la communication de mauvaises nouvelles : être direct mais sensible, offrir un espace pour les réactions émotionnelles, et fournir des informations sur les prochaines étapes et les ressources de soutien disponibles.

La collaboration avec l'équipe médicale est également un aspect clé. Les aides-soignants doivent assurer une communication fluide entre les patients, les familles et les autres membres de l'équipe de soins. Cela inclut la transmission précise des informations recueillies auprès des patients et de leurs proches, ainsi que le retour des informations médicales de l'équipe vers les familles.

- Collaboration avec l'équipe médicale

La collaboration avec l'équipe médicale est au cœur du fonctionnement des services d'urgence. Dans un environnement où chaque seconde compte et où la complexité des cas nécessite une approche multidisciplinaire, une communication fluide et une coopération étroite entre tous les membres de l'équipe sont essentielles. Les aides-soignants jouent un rôle central dans cette dynamique, travaillant aux côtés des médecins, des infirmières, des techniciens et d'autres professionnels de santé pour garantir des soins rapides, efficaces et coordonnés.

Dès l'arrivée d'un patient aux urgences, la **collaboration commence immédiatement**. L'aide-soignant recueille les premières informations et effectue une évaluation initiale, souvent en tandem avec une infirmière de triage. Cette évaluation préliminaire est cruciale pour déterminer la priorité des soins. En transmettant rapidement et précisément les informations pertinentes, telles que les signes vitaux, les symptômes observés et l'état général du patient, l'aide-soignant permet aux infirmières et aux médecins de prendre des décisions éclairées.

La répartition des tâches est une composante clé de la collaboration. Chaque membre de l'équipe a des responsabilités spécifiques, mais ces rôles sont souvent interconnectés. Par exemple, lors d'une situation de réanimation, les médecins dirigent les interventions médicales, les infirmières administrent les médicaments et surveillent les constantes vitales, tandis que les aides-soignants assurent la compression thoracique et gèrent l'équipement nécessaire. Cette coordination exige une compréhension claire des compétences de chacun et une capacité à travailler ensemble sous pression.

La communication continue est essentielle pour maintenir cette collaboration efficace. Les réunions de passation entre les équipes de différentes périodes (matin, après-midi, nuit) permettent de partager les informations critiques sur les patients en cours de traitement. Pendant ces réunions, les aides-soignants apportent des mises à jour sur les soins prodigués, les changements dans l'état des patients et les besoins spécifiques identifiés. Cette communication assure une continuité des soins et une transition en douceur entre les équipes.

L'entraide et le soutien mutuel sont également des aspects fondamentaux de la collaboration. Dans les moments de forte affluence ou lors de situations particulièrement stressantes, l'entraide entre collègues est cruciale. Les aides-soignants doivent être prêts à assister les infirmières et les médecins au pied levé, que ce soit pour des tâches simples ou pour des interventions plus complexes. Cette disponibilité et cette flexibilité renforcent l'efficacité globale du service et permettent de faire face aux pics d'activité.

Les **protocoles et les procédures standardisés** jouent un rôle important dans la facilitation de la collaboration. En suivant des protocoles établis, tous les membres de l'équipe peuvent anticiper les actions des autres et agir de manière cohérente. Par exemple, en cas de crise, le protocole de réanimation cardiorespiratoire guide les interventions de chacun, réduisant ainsi les risques d'erreurs et améliorant les chances de succès. Les aides-soignants, en connaissant et en respectant ces protocoles, contribuent à une prise en charge harmonisée et efficace.

La formation et la simulation sont des outils précieux pour renforcer la collaboration. Les exercices de simulation, en particulier, permettent à l'équipe de s'entraîner à gérer des situations d'urgence dans un environnement contrôlé. Ces simulations favorisent la communication, la prise de décision rapide et la coordination des efforts. Les aides-soignants participent activement à ces formations, améliorant ainsi leurs compétences techniques et leur capacité à collaborer efficacement avec le reste de l'équipe.

Le respect et la reconnaissance des compétences de chacun sont essentiels pour une collaboration harmonieuse. Chaque membre de l'équipe apporte une expertise unique et complémentaire. Les aides-soignants doivent reconnaître l'importance de leur rôle tout en valorisant les contributions des autres professionnels de santé. Cette reconnaissance mutuelle crée un environnement de travail positif et productif, où chacun se sent valorisé et motivé à donner le meilleur de lui-même.

Enfin, **l'utilisation des technologies de communication** moderne améliore la collaboration en temps réel. Les systèmes de messagerie sécurisée, les pagers et les dispositifs de communication vocale permettent aux aides-soignants et aux autres membres de l'équipe de rester en contact constant, même dans les situations les plus chaotiques. Ces outils facilitent la coordination des soins, la transmission rapide des informations et la gestion efficace des ressources.

- **La gestion du stress et de l'émotion**
  - Techniques de gestion du stress

Travailler aux urgences est une expérience intense qui met souvent les aides-soignants sous une pression énorme. La gestion du stress est donc cruciale pour maintenir non seulement leur bien-être personnel, mais aussi la qualité des soins qu'ils prodiguent. Une variété de techniques et de stratégies peuvent aider les aides-soignants à gérer le stress de manière efficace, leur permettant ainsi de rester performants et équilibrés dans un environnement souvent chaotique et imprévisible.

La préparation mentale et physique est essentielle pour faire face aux défis quotidiens des urgences. Les aides-soignants doivent être en bonne condition physique pour supporter les longues heures et les exigences physiques du travail. L'exercice régulier, une alimentation équilibrée et un sommeil suffisant sont les bases d'une bonne préparation physique. Sur le plan mental, des techniques comme la visualisation positive et les affirmations peuvent aider à se préparer à des journées difficiles en renforçant la confiance en soi et la résilience.

La maîtrise des techniques de respiration est une méthode efficace pour réduire le stress en temps réel. Des exercices de respiration profonde et contrôlée peuvent aider à calmer le système nerveux, diminuer l'anxiété et augmenter la concentration. Par exemple, la technique de la respiration diaphragmatique, qui consiste à inspirer lentement par le nez, à remplir le diaphragme d'air et à expirer doucement par la bouche, peut être pratiquée discrètement à tout moment, même en pleine activité.

Les pauses régulières et la déconnexion temporaire sont cruciales pour prévenir l'accumulation de stress. Les aides-soignants doivent profiter des pauses pour s'éloigner de l'environnement intense des urgences, même si ce n'est que pour quelques minutes. Marcher à l'extérieur, prendre de grandes respirations d'air frais, ou simplement s'asseoir dans un endroit calme peut offrir un moment de répit. Ces moments de déconnexion permettent de recharger les batteries et de revenir au travail avec une perspective renouvelée.

La communication ouverte et le soutien social jouent un rôle clé dans la gestion du stress. Partager ses préoccupations et ses expériences avec des collègues de confiance peut apporter un soutien émotionnel précieux. Les discussions de groupe, les débriefings après des situations particulièrement difficiles et les échanges informels peuvent aider à soulager la pression et à renforcer les liens d'équipe. Savoir que l'on n'est pas seul dans les moments difficiles peut grandement réduire le sentiment de stress.

La formation continue et la préparation augmentent la confiance en ses compétences et diminuent le stress lié à l'incertitude. Participer à des formations régulières, à des simulations et à des ateliers de développement des compétences permet aux aides-soignants de se sentir mieux préparés à gérer les situations d'urgence. Une meilleure préparation réduit l'anxiété et améliore la capacité à réagir efficacement sous pression.

Les techniques de relaxation et de mindfulness offrent des outils puissants pour gérer le stress quotidien. La méditation de pleine conscience, par exemple, aide à rester ancré dans le moment présent, réduisant ainsi les pensées anxieuses et les réactions de stress. Des séances régulières de relaxation musculaire progressive, où l'on contracte et relâche successivement différents groupes musculaires, peuvent également aider à détendre le corps et à apaiser l'esprit.

La mise en place de limites personnelles et professionnelles est essentielle pour éviter l'épuisement. Savoir dire non, déléguer des tâches lorsque c'est possible et reconnaître ses propres limites sont des compétences importantes. Il est crucial de ne pas emporter le stress du travail à la maison et de se donner le temps de se déconnecter complètement du milieu professionnel. Établir une frontière claire entre le travail et la vie personnelle permet de préserver l'équilibre et de maintenir une bonne santé mentale.

Le recours à des professionnels de la santé mentale ne doit pas être négligé. Parler à un psychologue ou à un conseiller peut fournir des stratégies personnalisées pour gérer le stress. Les aides-soignants peuvent bénéficier de sessions de thérapie individuelle ou de groupe pour aborder les problèmes spécifiques liés au stress et à la gestion des émotions. Un soutien professionnel peut offrir des perspectives nouvelles et des techniques avancées pour mieux gérer les défis du travail aux urgences.

- Importance du soutien psychologique

Le soutien psychologique est une composante essentielle du travail des aides-soignants dans les services d'urgence, à la fois pour les patients, leurs familles et les soignants eux-mêmes. Dans un environnement où le stress, la douleur et la souffrance sont omniprésents, le soutien psychologique joue un rôle crucial pour maintenir l'équilibre émotionnel, améliorer la qualité des soins et prévenir l'épuisement professionnel.

Pour les patients, le soutien psychologique commence dès leur arrivée aux urgences. Les aides-soignants sont souvent les premiers à interagir avec eux, et leur capacité à offrir un réconfort immédiat peut grandement influencer l'expérience du patient. Face à la douleur, à l'incertitude ou à la peur, des gestes simples comme une écoute attentive, des paroles rassurantes et un contact humain bienveillant peuvent apaiser l'anxiété et réduire le stress. Les aides-soignants doivent être formés pour reconnaître les signes de détresse émotionnelle et savoir comment y répondre de manière appropriée.

Pour les familles des patients, le soutien psychologique est tout aussi vital. Les urgences sont souvent synonymes d'attente et d'incertitude pour les proches, qui se retrouvent impuissants face à la situation de leur être cher. Les aides-soignants jouent un rôle clé en fournissant des informations claires et compréhensibles, en répondant aux questions et en offrant un soutien émotionnel. Ils aident à créer un environnement où les familles se sentent informées et impliquées, ce qui peut atténuer leur anxiété et leur permettre de mieux faire face à la situation.

Pour les aides-soignants eux-mêmes, le soutien psychologique est essentiel pour faire face aux défis émotionnels et aux pressions du travail en urgences. Travailler quotidiennement avec des patients en détresse, parfois confrontés à des situations de vie ou de mort, peut avoir des effets cumulatifs sur la santé mentale des soignants. Sans un soutien adéquat, ils sont exposés à un risque accru de stress, de burnout et de dépression. Les établissements de santé doivent mettre en place des structures de soutien psychologique, telles que des séances de débriefing après des événements traumatisants, des groupes de soutien entre pairs et l'accès à des professionnels de la santé mentale.

Les séances de débriefing sont particulièrement importantes après des incidents critiques ou des décès. Elles permettent aux aides-soignants de partager leurs expériences, d'exprimer leurs émotions et de recevoir un soutien collectif. Ces sessions aident à prévenir la rétention des émotions négatives et à favoriser une culture de transparence et de solidarité au sein de l'équipe. Elles permettent également d'identifier des améliorations potentielles dans la gestion des situations de crise.

Les groupes de soutien entre pairs offrent un espace où les aides-soignants peuvent discuter de leurs défis quotidiens et échanger des conseils sur la gestion du stress et des émotions. Ces groupes renforcent les liens d'équipe, créent un sentiment d'appartenance et de camaraderie, et offrent un réseau de soutien mutuel. Savoir que l'on peut compter sur ses collègues en cas de besoin est un facteur important de résilience.

L'accès à des professionnels de la santé mentale, tels que des psychologues ou des conseillers, est également crucial. Les aides-soignants doivent pouvoir consulter ces professionnels pour discuter de leurs difficultés émotionnelles et recevoir des conseils personnalisés. Ces consultations peuvent aider à développer des stratégies de gestion du stress, à renforcer les mécanismes d'adaptation et à prévenir l'épuisement professionnel.

La formation continue en soutien psychologique et en gestion des émotions est également importante. Les aides-soignants doivent être formés aux techniques de communication empathique, à la reconnaissance des signes de détresse psychologique chez eux-mêmes et chez les autres, et aux méthodes de gestion du stress. Cette formation renforce leur capacité à offrir un soutien psychologique efficace et à prendre soin de leur propre bien-être mental.

Chapitre 3
Les Soins de Base aux Urgences

- **Accueil et installation du patient**
  - Premiers contacts et évaluation initiale

Les premiers contacts et l'évaluation initiale aux urgences sont des étapes cruciales qui déterminent la qualité et l'efficacité de la prise en charge d'un patient. Dès l'arrivée aux urgences, les aides-soignants jouent un rôle fondamental en établissant un premier contact rassurant et en réalisant une évaluation rapide mais exhaustive de l'état du patient. Cette interaction initiale est déterminante pour la suite des soins et peut influencer fortement l'expérience et le confort du patient.

L'accueil du patient commence souvent dès son entrée dans la salle des urgences. Les aides-soignants doivent se montrer accueillants et empathiques, car ils sont souvent les premiers à interagir avec des personnes en état de détresse. Un sourire, un ton de voix calme et des mots rassurants peuvent aider à apaiser les angoisses initiales. Cette première impression est essentielle pour établir une relation de confiance, ce qui est particulièrement important dans un environnement aussi stressant que celui des urgences.

L'évaluation initiale commence généralement par une série de questions destinées à comprendre les symptômes du patient, la nature de l'urgence et l'historique médical pertinent. Les aides-soignants doivent poser des questions claires et concises pour recueillir des informations vitales sans retarder les soins. Ils peuvent demander, par exemple, la raison de la visite, les symptômes ressentis, leur durée, et tout antécédent médical pertinent comme les allergies, les médicaments en cours et les maladies chroniques.

La prise des constantes vitales est une étape essentielle de l'évaluation initiale. Les aides-soignants mesurent la température, la pression artérielle, le pouls et la saturation en oxygène du patient. Ces données sont cruciales pour évaluer l'état de santé général et identifier rapidement les signes de détresse vitale. Une prise de constantes efficace et précise permet de détecter les situations critiques et de prioriser les interventions médicales nécessaires.

L'observation clinique fait également partie de l'évaluation initiale. Les aides-soignants doivent être attentifs à des signes visibles de détresse, tels que la pâleur, la sueur, la respiration laborieuse, ou la posture du patient. Ils évaluent également le niveau de conscience et la réactivité du patient. Cette observation permet d'identifier rapidement les symptômes qui nécessitent une attention immédiate et de transmettre ces informations aux infirmières et aux médecins.

La communication des informations recueillies est un aspect crucial de cette étape. Les aides-soignants doivent transmettre de manière claire et concise les données vitales et les observations cliniques à l'équipe médicale. Cette communication est essentielle pour assurer une prise en charge rapide et coordonnée. Utiliser des systèmes de notation standardisés et des outils de communication électronique peut améliorer l'efficacité de ce processus.

L'évaluation de la douleur est également une composante importante. Les aides-soignants doivent demander au patient de décrire sa douleur, son intensité, sa localisation et son caractère. Utiliser des échelles de douleur visuelles ou numériques peut aider à quantifier la douleur de manière objective. Cette information est cruciale pour déterminer les besoins en analgésiques et autres interventions pour soulager la douleur.

L'organisation et l'orientation du patient après l'évaluation initiale sont également des responsabilités des aides-soignants. En fonction de la gravité de la situation, le patient peut être orienté vers une salle de soins appropriée, qu'il s'agisse de la réanimation pour les cas critiques, de la zone de traitement pour les soins urgents, ou de la salle d'attente pour les cas moins graves. Cette orientation rapide et précise est essentielle pour garantir que chaque patient reçoit les soins appropriés sans délai.

Le soutien émotionnel fourni par les aides-soignants lors des premiers contacts ne doit pas être sous-estimé. Les patients et leurs familles peuvent être en état de choc, anxieux ou désorientés. Les aides-soignants doivent offrir un soutien émotionnel en écoutant avec empathie, en répondant aux questions et en expliquant les procédures à venir. Ce soutien aide à réduire l'anxiété et à créer un environnement plus apaisant pour les patients.

- Installation en salle de soins

L'installation d'un patient en salle de soins est une étape cruciale dans le processus de prise en charge aux urgences. Cette étape, assurée principalement par les aides-soignants, est déterminante pour le confort du patient, l'efficacité des interventions médicales et la fluidité des soins. Une installation bien exécutée permet de préparer le patient pour les traitements à venir tout en assurant un environnement sécurisé et apaisant.

L'accueil en salle de soins commence dès que le patient est transféré depuis la zone de triage ou la salle d'attente. Les aides-soignants accueillent le patient avec empathie et professionnalisme, expliquant brièvement ce qui va se passer ensuite. Cette communication initiale est essentielle pour rassurer le patient et réduire son anxiété. Le ton de voix utilisé doit être calme et rassurant, et il est important de répondre à toutes les questions que le patient ou sa famille pourraient avoir.

Le transfert vers la salle de soins doit être effectué avec précaution et efficacité. Les aides-soignants s'assurent que le patient est confortablement installé sur le brancard ou le fauteuil roulant, en tenant compte de ses besoins spécifiques, tels que des blessures qui nécessitent une immobilisation. Ils veillent à utiliser des techniques de levage sécurisées pour éviter toute blessure, tant pour le patient que pour eux-mêmes. Le transport doit être rapide mais doux, minimisant les mouvements brusques qui pourraient causer de l'inconfort ou aggraver les blessures.

L'installation proprement dite en salle de soins commence par l'aménagement de l'espace. Les aides-soignants préparent le lit ou le brancard, ajustent les coussins et les draps pour assurer le maximum de confort. Ils s'assurent que tous les équipements nécessaires, tels que les moniteurs de signes vitaux, les perfusions, les systèmes d'oxygénothérapie et les dispositifs de communication, sont à portée de main et fonctionnels. Vérifier le bon fonctionnement de ces équipements est essentiel pour garantir une prise en charge sans interruption.

La positionnement du patient sur le lit est une étape clé. Les aides-soignants doivent s'assurer que le patient est bien installé, en tenant compte de sa condition médicale. Par exemple, un patient en détresse respiratoire sera placé en position semi-assise pour faciliter la respiration, tandis qu'un patient avec une fracture du bassin sera installé en position de décubitus dorsal avec un soutien adéquat pour éviter tout mouvement. Le confort du patient est primordial, et des ajustements doivent être faits jusqu'à ce que le patient soit à l'aise.

La mise en place des dispositifs médicaux suit immédiatement l'installation. Les aides-soignants connectent les moniteurs de signes vitaux, ajustent les perfusions et installent les dispositifs d'oxygénothérapie si nécessaire. Ils doivent s'assurer que tous les branchements sont sécurisés et que les appareils fonctionnent correctement. Une vérification minutieuse de chaque appareil permet de prévenir tout dysfonctionnement pendant les soins.

L'assistance aux interventions médicales initiales est souvent nécessaire dès l'installation en salle de soins. Les aides-soignants assistent les infirmières et les médecins en fournissant les instruments et les fournitures médicales nécessaires, en aidant à la mise en place des cathéters, à la préparation des injections et en participant à la réanimation si nécessaire. Leur rôle est crucial pour assurer que toutes les procédures se déroulent de manière fluide et rapide.

Le soutien émotionnel continue d'être une priorité pendant l'installation. Les aides-soignants doivent être attentifs aux signes de détresse émotionnelle et offrir des mots rassurants et un contact apaisant. Expliquez chaque étape au patient et lui donner des informations sur les soins à venir peut aider à réduire l'anxiété. La présence d'un proche du patient peut également être autorisée, si cela est approprié, pour offrir un soutien supplémentaire.

La documentation et la communication sont des aspects importants de cette phase. Les aides-soignants doivent documenter les observations initiales, les interventions réalisées et l'état général du patient dans le dossier médical. Cette documentation doit être précise et complète, permettant aux autres membres de l'équipe médicale d'avoir une vue d'ensemble claire de la situation du patient. De plus, les aides-soignants doivent communiquer toutes les informations pertinentes aux infirmières et aux médecins, assurant une continuité et une cohérence dans la prise en charge.

- **Prise des constantes vitales**
    o Méthodologie et importance de chaque constante

La prise des constantes vitales est une étape fondamentale de l'évaluation initiale aux urgences. Elle permet de recueillir des données essentielles sur l'état de santé du patient et de détecter rapidement toute anomalie nécessitant une intervention immédiate. Les constantes vitales comprennent la température corporelle, la pression artérielle, le pouls, la fréquence respiratoire et la saturation en oxygène. Chaque mesure suit une méthodologie spécifique et a une importance cruciale dans l'évaluation globale du patient.

La température corporelle est souvent l'une des premières constantes mesurées. Elle peut être prise par voie orale, rectale, auriculaire ou frontale à l'aide de thermomètres électroniques. La méthode doit être choisie en fonction de l'âge du patient et de sa condition clinique. Une température élevée (fièvre) peut indiquer une infection, une inflammation ou une autre pathologie sous-jacente, tandis qu'une température basse peut être un signe d'hypothermie ou de choc. La précision de cette mesure est cruciale, car elle guide souvent les décisions concernant les tests diagnostiques et les traitements à initier.

La pression artérielle est mesurée à l'aide d'un tensiomètre manuel ou électronique. La pression artérielle systolique et diastolique fournit des informations sur la force et le rythme du cœur, ainsi que sur l'état des vaisseaux sanguins. Une pression artérielle élevée (hypertension) peut signaler des risques cardiovasculaires ou des maladies rénales, tandis qu'une pression basse (hypotension) peut indiquer un choc, une déshydratation ou une hémorragie. La méthodologie implique de placer correctement le brassard du tensiomètre et d'écouter ou de lire attentivement les mesures pour garantir une précision maximale.

Le pouls, ou fréquence cardiaque, est pris au niveau du poignet (artère radiale), du cou (artère carotide) ou d'autres points de palpation. Il est compté sur une période de 60 secondes pour obtenir une mesure précise. Le pouls fournit des informations sur le rythme cardiaque et la force de la circulation sanguine. Une fréquence cardiaque élevée (tachycardie) peut être due à une douleur, une infection, un stress ou une déshydratation, tandis qu'une fréquence cardiaque basse (bradycardie) peut indiquer une condition cardiaque sous-jacente ou un effet de médicaments. La régularité du pouls (rythme régulier ou irrégulier) est également un indicateur important de la santé cardiaque.

La fréquence respiratoire est le nombre de respirations par minute. Elle est mesurée en observant ou en palpant les mouvements thoraciques ou abdominaux du patient. Une fréquence respiratoire élevée (tachypnée) peut être un signe de stress respiratoire, d'infection pulmonaire, d'acidose métabolique ou d'autres conditions graves, tandis qu'une fréquence basse (bradypnée) peut indiquer une dépression respiratoire due à des médicaments ou des troubles neurologiques. Une respiration régulière et confortable est le signe d'une fonction pulmonaire adéquate, alors que des anomalies dans le rythme ou la profondeur des respirations peuvent signaler des problèmes respiratoires nécessitant une attention immédiate.

La saturation en oxygène, mesurée à l'aide d'un oxymètre de pouls, indique le pourcentage d'hémoglobine saturée en oxygène dans le sang. Cette mesure est généralement prise au bout du doigt ou au lobe de l'oreille. Une saturation normale se situe entre 95 % et 100 %. Des niveaux inférieurs peuvent indiquer une hypoxémie, un état critique où les tissus ne reçoivent pas suffisamment d'oxygène, pouvant être causée par des maladies pulmonaires, des problèmes cardiaques ou des intoxications. Une surveillance continue de la saturation en oxygène est essentielle pour les patients en détresse respiratoire ou sous oxygénothérapie.

La méthodologie rigoureuse de prise des constantes vitales implique une formation adéquate des aides-soignants, une utilisation correcte des équipements et une attention aux détails. Chaque mesure doit être réalisée de manière systématique et répétée à intervalles réguliers pour surveiller les tendances et détecter les changements dans l'état du patient. La documentation précise de ces mesures dans le dossier médical permet une communication efficace avec l'équipe soignante et une prise de décision éclairée.

L'importance de chaque constante ne peut être sous-estimée. Elles fournissent des indicateurs essentiels de la fonction physiologique du patient et permettent de diagnostiquer rapidement les conditions aiguës. Les constantes vitales aident à évaluer la gravité d'une maladie, à surveiller l'efficacité des traitements et à prévenir les complications potentielles. Elles sont fondamentales pour élaborer un plan de soins adapté et pour prioriser les interventions médicales.

- Interprétation des résultats et actions à entreprendre

L'interprétation des résultats des constantes vitales est une étape cruciale dans la prise en charge des patients aux urgences. Les aides-soignants, en collaboration avec les infirmières et les médecins, doivent non seulement mesurer ces constantes, mais aussi interpréter rapidement les résultats pour déterminer les actions à entreprendre. Cette interprétation permet d'évaluer l'état de santé du patient, de détecter des anomalies potentiellement graves et de guider les interventions médicales nécessaires.

La température corporelle est un indicateur clé de l'état physiologique du patient. Une fièvre (température élevée) peut signaler une infection, une inflammation ou une réaction à des médicaments. Si un patient présente une température élevée, les aides-soignants doivent surveiller d'autres signes d'infection, comme des frissons, une sudation excessive ou une confusion. L'administration d'antipyrétiques, comme le paracétamol, peut être nécessaire pour réduire la fièvre. Dans le cas d'une hypothermie (température basse), il est crucial de réchauffer le patient progressivement à l'aide de couvertures chaudes et de maintenir un environnement tempéré pour éviter des complications supplémentaires.

La pression artérielle fournit des informations sur la fonction cardiovasculaire. Une hypertension (pression artérielle élevée) peut indiquer un stress, une douleur aiguë, une maladie rénale ou des troubles cardiovasculaires. Les aides-soignants doivent surveiller les symptômes associés, tels que des maux de tête, des étourdissements ou des douleurs thoraciques, et alerter immédiatement le médecin pour une évaluation plus approfondie. Des interventions telles que l'administration de médicaments antihypertenseurs peuvent être nécessaires. À l'inverse, une hypotension (pression artérielle basse) peut signaler un choc, une déshydratation ou une hémorragie. Les aides-soignants doivent surveiller les signes de perfusion tissulaire inadéquate, comme la pâleur, la sueur froide ou l'altération de l'état de conscience, et préparer des interventions comme l'administration de fluides intraveineux.

Le pouls ou la fréquence cardiaque est un indicateur essentiel de la fonction cardiaque. Une tachycardie (fréquence cardiaque élevée) peut être due à la douleur, à l'anxiété, à une infection, à une déshydratation ou à des troubles cardiaques. Les aides-soignants doivent évaluer la régularité du rythme cardiaque et surveiller les signes d'insuffisance cardiaque ou d'angine. Des interventions comme l'administration de médicaments antiarythmiques ou la réhydratation peuvent être nécessaires. Une bradycardie (fréquence cardiaque basse) peut indiquer une hypothermie, une hypotension ou des troubles de conduction cardiaque. Les aides-soignants doivent surveiller les signes de perfusion inadéquate et de détérioration de l'état de conscience, et préparer les interventions appropriées, comme l'administration d'atropine.

La fréquence respiratoire est un indicateur de la fonction pulmonaire et métabolique. Une tachypnée (fréquence respiratoire élevée) peut signaler un stress respiratoire, une acidose métabolique, une infection pulmonaire ou une embolie pulmonaire. Les aides-soignants doivent évaluer la profondeur et le rythme des respirations et surveiller les signes de cyanose, d'utilisation des muscles accessoires ou d'agitation. Des interventions comme l'administration d'oxygène, la positionnement en Fowler (semi-assis) ou la préparation à une intubation peuvent être nécessaires. Une bradypnée (fréquence respiratoire basse) peut indiquer une dépression respiratoire due à des médicaments, une hypothermie ou des troubles neurologiques. Les aides-soignants doivent surveiller les signes d'hypoventilation et de somnolence, et préparer des interventions telles que la ventilation assistée.

La saturation en oxygène mesure l'oxygénation sanguine et est cruciale pour évaluer l'efficacité de la respiration. Une saturation en oxygène inférieure à 95 % peut indiquer une hypoxémie, nécessitant une intervention immédiate. Les aides-soignants doivent vérifier la position correcte de l'oxymètre de pouls et évaluer les signes cliniques de détresse respiratoire, comme la cyanose, la confusion ou la dyspnée. L'administration d'oxygène par masque ou canule nasale est souvent la première intervention, suivie d'une évaluation plus approfondie pour identifier et traiter la cause sous-jacente.

La communication et la documentation des résultats sont essentielles après l'interprétation. Les aides-soignants doivent noter les constantes vitales et leurs variations dans le dossier médical du patient et informer immédiatement les infirmières et les médecins de toute anomalie. Cette communication garantit que l'équipe soignante peut prendre des décisions éclairées et coordonner les interventions nécessaires.

Les actions à entreprendre après l'interprétation des résultats varient en fonction de la gravité et de la nature des anomalies détectées. Elles peuvent inclure des interventions immédiates, comme l'administration de médicaments, la réhydratation intraveineuse, la mise en place de dispositifs d'oxygénothérapie ou des préparatifs pour des procédures d'urgence plus complexes. En cas de détérioration rapide de l'état du patient, les aides-soignants doivent être prêts à initier des mesures de réanimation et à appeler des renforts.

- **Hygiène et prévention des infections**
    - Techniques de lavage des mains

Le lavage des mains est une technique fondamentale de prévention des infections dans tous les établissements de santé, et il revêt une importance particulière aux urgences où le risque de transmission de germes est élevé. Les aides-soignants, ainsi que tous les membres de l'équipe médicale, doivent suivre des procédures rigoureuses pour assurer une hygiène optimale. La maîtrise des techniques de lavage des mains est essentielle pour protéger les patients et le personnel contre les infections nosocomiales.

L'importance du lavage des mains réside dans sa capacité à éliminer les germes et les agents pathogènes qui peuvent être transmis par contact direct ou indirect. Les mains sont souvent en contact avec diverses surfaces, patients et équipements, rendant la transmission des infections facile si des mesures d'hygiène strictes ne sont pas respectées. Un lavage des mains adéquat réduit significativement le risque de contamination croisée, protégeant ainsi les patients vulnérables et le personnel soignant.

La technique de lavage des mains à l'eau et au savon est recommandée lorsque les mains sont visiblement sales ou contaminées par des liquides biologiques. Voici les étapes détaillées :

1. **Mouiller les mains et les poignets** avec de l'eau courante propre. La température de l'eau doit être confortable, ni trop chaude ni trop froide, pour éviter d'endommager la peau.
2. **Appliquer une quantité suffisante de savon** pour couvrir toutes les surfaces des mains et des poignets.
3. **Frotter les paumes ensemble** pour créer une mousse. Cette action mécanique est essentielle pour détacher les particules de saleté et les microbes.
4. **Frotter le dos de chaque main** avec la paume de l'autre main, en entrelaçant les doigts. Cette technique assure que toutes les surfaces sont bien nettoyées.
5. **Nettoyer entre les doigts** en frottant les mains ensemble avec les doigts entrelacés.
6. **Frotter le dos des doigts** contre les paumes opposées, en veillant à nettoyer les jointures et les zones souvent négligées.
7. **Nettoyer les pouces** en les frottant en rotation dans la paume opposée, en utilisant une prise ferme pour assurer un nettoyage complet.
8. **Frotter les bouts des doigts et les ongles** contre la paume opposée. Cette étape est cruciale car les ongles peuvent héberger des germes tenaces.

9. **Rincer soigneusement les mains** à l'eau courante pour éliminer tous les résidus de savon et les contaminants.
10. **Sécher les mains avec une serviette propre ou un essuie-mains à usage unique**. Les serviettes en papier sont souvent préférées dans les milieux médicaux pour éviter la contamination croisée.
11. **Utiliser la serviette pour fermer le robinet**, afin d'éviter de recontaminer les mains propres en touchant une surface potentiellement contaminée.

L'utilisation des solutions hydroalcooliques (SHA) est également une méthode efficace pour l'hygiène des mains, surtout lorsque les mains ne sont pas visiblement souillées. Voici les étapes pour une désinfection efficace :

1. **Appliquer une quantité suffisante de solution hydroalcoolique** dans la paume d'une main. La quantité doit être suffisante pour couvrir toutes les surfaces des mains.
2. **Frotter les paumes ensemble** pour répartir la solution.
3. **Frotter le dos de chaque main** avec la paume de l'autre main, en entrelaçant les doigts.
4. **Nettoyer entre les doigts** en frottant les mains ensemble avec les doigts entrelacés.
5. **Frotter le dos des doigts** contre les paumes opposées.
6. **Frotter les pouces** en les saisissant avec la paume opposée et en les frottant en rotation.
7. **Nettoyer les bouts des doigts et les ongles** contre la paume opposée.
8. **Continuer à frotter jusqu'à ce que les mains soient sèches**, ce qui ne prend généralement que 20 à 30 secondes. Ne pas rincer ou essuyer les mains avant que la solution ne soit complètement évaporée.

La régularité du lavage des mains est tout aussi importante que la technique. Les aides-soignants doivent se laver les mains dans plusieurs situations clés : avant et après le contact avec chaque patient, après avoir touché des surfaces ou des objets contaminés, avant de réaliser des procédures aseptiques, après avoir retiré des gants, et après avoir été aux toilettes. Ces moments critiques assurent une barrière constante contre la transmission des infections.

La formation continue et la sensibilisation sont essentielles pour maintenir des normes élevées d'hygiène des mains. Les établissements de santé doivent offrir des formations régulières sur les techniques de lavage des mains, en utilisant des démonstrations pratiques et des évaluations pour garantir la compétence du personnel. Des affiches et des rappels visuels dans les zones de soins peuvent également renforcer l'importance de cette pratique.

- Utilisation des équipements de protection individuelle (EPI)

L'utilisation des équipements de protection individuelle (EPI) est une pratique fondamentale pour assurer la sécurité des aides-soignants, des patients et de l'ensemble du personnel médical aux urgences. Les EPI jouent un rôle crucial dans la prévention des infections et la réduction de la transmission des agents pathogènes, particulièrement dans un environnement aussi dynamique et imprévisible que celui des urgences. Une utilisation correcte et systématique des EPI est essentielle pour maintenir un haut niveau de protection et garantir des soins sécurisés.

Les types d'EPI couramment utilisés aux urgences comprennent les gants, les masques, les lunettes de protection ou visières, les blouses, les tabliers et parfois les combinaisons intégrales. Chaque type d'équipement a une fonction spécifique et doit être utilisé selon les protocoles établis en fonction du niveau de risque et du type de procédure effectuée.

Les gants sont l'un des EPI les plus fréquemment utilisés. Ils protègent les mains des aides-soignants contre les contaminants biologiques et chimiques. Les gants doivent être portés lors de tout contact avec du sang, des liquides corporels, des muqueuses ou des peaux non intactes, ainsi que lors de la manipulation d'objets ou de surfaces potentiellement contaminés. Il est essentiel de choisir des gants de la taille appropriée pour garantir une protection optimale et un confort d'utilisation. Les gants doivent être changés entre chaque patient et jetés immédiatement après usage dans des conteneurs appropriés pour déchets médicaux.

Les masques sont indispensables pour protéger les voies respiratoires contre les particules en suspension, les aérosols et les gouttelettes. Les masques chirurgicaux sont généralement utilisés pour les procédures standards et les contacts de routine avec les patients. Les masques de type N95 ou FFP2 offrent une protection supérieure et sont recommandés dans les situations où il existe un risque élevé de transmission d'agents pathogènes aéroportés, comme lors des soins aux patients atteints de maladies infectieuses respiratoires. Il est crucial de porter le masque correctement, en couvrant le nez et la bouche, et de le remplacer régulièrement ou dès qu'il devient humide ou souillé.

Les lunettes de protection et les visières offrent une protection contre les projections de liquides biologiques et les éclaboussures qui pourraient atteindre les yeux. Elles sont particulièrement importantes lors des interventions générant des aérosols, comme l'aspiration des sécrétions ou la ventilation non invasive. Les lunettes doivent être ajustées de manière à rester en place et offrir une couverture complète, tandis que les visières doivent être portées de manière à couvrir le visage entièrement sans entraver la vision.

Les blouses et les tabliers protègent les vêtements et la peau des aides-soignants contre les contaminations. Les blouses sont utilisées pour les contacts étroits avec les patients et les procédures susceptibles de générer des éclaboussures de liquides biologiques. Elles doivent être longues, couvrant les bras jusqu'aux poignets, et souvent imperméables. Les tabliers jetables peuvent être portés par-dessus les blouses pour une protection supplémentaire lors des procédures particulièrement à risque. Les blouses et tabliers doivent être enlevés et éliminés correctement après chaque utilisation, en veillant à éviter tout contact avec la peau ou les vêtements lors du retrait.

Les combinaisons intégrales sont utilisées dans des situations à haut risque, comme les soins aux patients atteints de maladies hautement contagieuses ou les interventions dans des environnements contaminés. Elles offrent une couverture complète du corps, incluant les mains et les pieds, et sont souvent utilisées en combinaison avec d'autres EPI comme les masques et les lunettes de protection. L'enfilage et le retrait de ces combinaisons nécessitent une attention particulière pour éviter toute contamination croisée.

La procédure de mise en place et de retrait des EPI est aussi importante que leur utilisation. Les aides-soignants doivent suivre une séquence stricte pour enfiler et retirer les EPI afin de minimiser les risques de contamination. Avant de mettre les EPI, il est important de se laver les mains ou d'utiliser une solution hydroalcoolique. Les gants doivent être mis en premier, suivis de la blouse, du masque, puis des lunettes ou visière. Lors du retrait, les gants doivent être enlevés en premier, suivis de la blouse, des lunettes ou visière, puis du masque, en évitant de toucher la surface extérieure de chaque pièce d'équipement. Après le retrait des EPI, les mains doivent être immédiatement lavées ou désinfectées.

La formation et la sensibilisation à l'utilisation correcte des EPI sont essentielles pour assurer une protection efficace. Les aides-soignants doivent recevoir une formation régulière sur les protocoles d'utilisation des EPI, incluant des démonstrations pratiques et des exercices de simulation. Des rappels visuels et des affiches dans les zones de soins peuvent aider à renforcer l'importance de ces pratiques et à garantir leur respect continu.

- **Mobilisation et confort du patient**
    - Techniques de mobilisation sécurisées

Les techniques de mobilisation sécurisées sont essentielles pour assurer la sécurité et le confort des patients tout en protégeant les aides-soignants des blessures. La mobilisation des patients aux urgences nécessite une approche délicate et précise, car de nombreux patients peuvent présenter des fractures, des traumatismes ou des affections médicales qui rendent les mouvements difficiles et douloureux. Les aides-soignants doivent être formés aux techniques appropriées pour garantir des transferts en douceur et en toute sécurité.

L'évaluation préalable est la première étape cruciale avant toute mobilisation. Les aides-soignants doivent évaluer l'état du patient, en prenant en compte ses capacités physiques, son niveau de douleur, et les éventuelles restrictions de mouvement. Cette évaluation permet de planifier la mobilisation de manière à minimiser les risques de blessures et à adapter les techniques en fonction des besoins spécifiques du patient.

Le positionnement ergonomique de l'aides-soignant est essentiel pour éviter les blessures. Avant de commencer toute mobilisation, l'aides-soignant doit s'assurer d'avoir une posture stable et équilibrée. Les pieds doivent être écartés à la largeur des épaules, les genoux légèrement fléchis, et le dos droit. Il est important d'utiliser les muscles des jambes pour soulever et de garder la charge aussi proche du corps que possible. Cette technique permet de réduire la pression sur le dos et de prévenir les douleurs lombaires.

L'utilisation d'équipements d'assistance peut grandement faciliter la mobilisation sécurisée des patients. Des dispositifs tels que les draps de glisse, les planches de transfert, les lève-patients et les ceintures de transfert sont conçus pour réduire l'effort physique nécessaire et augmenter la sécurité. Par exemple, les draps de glisse permettent de déplacer un patient d'un lit à un autre avec moins de friction, tandis que les lève-patients peuvent soulever un patient immobile en toute sécurité. Il est crucial de choisir l'équipement approprié et de savoir comment l'utiliser correctement.

La mobilisation au lit est une technique fréquemment utilisée aux urgences. Pour repositionner un patient alité, les aides-soignants doivent d'abord s'assurer que le lit est à une hauteur appropriée pour éviter de se pencher excessivement. Ensuite, ils peuvent utiliser un drap de glisse pour aider à tourner le patient sur le côté. Le patient est invité à plier les genoux et à utiliser ses pieds comme levier, tandis que les aides-soignants, debout de chaque côté du lit, tirent doucement le drap pour tourner le patient. Cette méthode minimise les mouvements brusques et distribue uniformément le poids du patient, réduisant ainsi le risque de douleur ou de blessure.

Le transfert d'un lit à un fauteuil roulant nécessite également une technique précise. Après avoir évalué la capacité du patient à aider au transfert, l'aides-soignant doit positionner le fauteuil roulant à un angle de 45 degrés par rapport au lit, en verrouillant les freins pour éviter tout mouvement. Le patient est ensuite invité à se redresser lentement et à s'asseoir au bord du lit, les pieds posés sur le sol. En utilisant une ceinture de transfert si nécessaire, l'aides-soignant se place devant le patient, en gardant le dos droit et les genoux fléchis. En utilisant ses jambes, l'aides-soignant aide le patient à se lever en douceur, pivote lentement, puis abaisse le patient dans le fauteuil roulant. Cette technique garantit un transfert en douceur et sécurisé.

L'accompagnement à la marche est une autre technique importante. Les aides-soignants doivent toujours évaluer la stabilité du patient avant de le mobiliser. Pour aider un patient à se lever et à marcher, ils peuvent utiliser une ceinture de transfert pour fournir un soutien supplémentaire. Le patient est aidé à se lever en utilisant les accoudoirs ou en poussant avec les mains sur le lit. Une fois debout, l'aides-soignant doit rester proche, souvent en position légèrement en retrait pour soutenir le patient en cas de déséquilibre. Marcher lentement et s'assurer que le patient prend des pauses au besoin est crucial pour éviter les chutes.

La mobilisation des patients en cas de fractures ou de blessures spécifiques nécessite des précautions supplémentaires. Par exemple, pour un patient avec une fracture de la hanche, il est essentiel de minimiser tout mouvement de la zone blessée. L'aides-soignant doit utiliser des dispositifs de stabilisation et travailler en étroite collaboration avec l'équipe médicale pour suivre les protocoles appropriés. Des techniques telles que l'utilisation de coussins de soutien et la mobilisation en équipe peuvent être nécessaires pour garantir la sécurité du patient.

La communication et l'encouragement jouent un rôle important dans la mobilisation sécurisée. Les aides-soignants doivent expliquer clairement chaque étape du processus au patient, en utilisant un langage simple et rassurant. Encourager le patient à participer autant que possible à sa propre mobilisation peut améliorer sa confiance et son confort. La patience et la douceur sont essentielles pour réduire l'anxiété du patient et assurer une expérience positive.

o Gestion de la douleur et du confort

La gestion de la douleur et du confort des patients est une priorité essentielle aux urgences, où les patients se présentent souvent avec des douleurs aiguës et des inconforts variés. Les aides-soignants jouent un rôle crucial dans l'évaluation, le soulagement et le suivi de la douleur, tout en s'assurant que les patients sont aussi confortables que possible pendant leur séjour. Une approche empathique et méthodique est nécessaire pour répondre efficacement à ces besoins.

L'évaluation initiale de la douleur est la première étape. Dès l'arrivée d'un patient, les aides-soignants doivent évaluer rapidement son niveau de douleur en utilisant des outils standardisés tels que l'échelle numérique (de 0 à 10), l'échelle visuelle analogique (EVA) ou les échelles comportementales pour les patients incapables de communiquer verbalement. Ces outils permettent de quantifier la douleur et d'adapter les interventions en conséquence. Les aides-soignants doivent poser des questions précises sur la localisation, l'intensité, la durée et la nature de la douleur (aiguë, sourde, lancinante), ainsi que sur les facteurs qui l'aggravent ou la soulagent.

La communication empathique est essentielle pour comprendre pleinement l'expérience de la douleur du patient. Les aides-soignants doivent écouter activement et montrer de l'empathie, en reconnaissant et validant les sentiments du patient. Cette approche contribue à établir une relation de confiance, ce qui est crucial pour une gestion efficace de la douleur. Expliquer les procédures et les traitements de manière claire et rassurante aide également à réduire l'anxiété, qui peut exacerber la perception de la douleur.

Les interventions non pharmacologiques sont souvent utilisées en première ligne pour soulager la douleur et améliorer le confort. Ces interventions incluent l'application de glace ou de chaleur, les techniques de relaxation, la distraction par des conversations apaisantes ou des activités, et l'ajustement de la position du patient pour réduire la pression sur les zones douloureuses. Les aides-soignants peuvent également utiliser des massages légers ou des techniques de respiration pour aider le patient à se détendre et à atténuer la douleur.

Les interventions pharmacologiques sont essentielles lorsque les mesures non pharmacologiques ne suffisent pas. Les aides-soignants, en collaboration avec les infirmières et les médecins, administrent des analgésiques selon les prescriptions. Cela peut inclure des médicaments en vente libre comme le paracétamol, des anti-inflammatoires non stéroïdiens (AINS), ou des opioïdes pour des douleurs plus sévères. La surveillance attentive des effets secondaires et de l'efficacité des médicaments est cruciale pour ajuster les doses et les types de médicaments en fonction des besoins du patient.

L'ajustement de l'environnement contribue également au confort du patient. Les aides-soignants doivent veiller à ce que le lit soit propre et bien fait, les draps tirés et ajustés, et les oreillers placés de manière à soutenir adéquatement le patient. La température de la pièce doit être contrôlée pour éviter qu'il fasse trop chaud ou trop froid. Réduire le bruit et les interruptions inutiles, fournir des couvertures supplémentaires ou des aides techniques comme des matelas anti-escarres, sont autant de mesures qui améliorent le confort général du patient.

Le repositionnement régulier des patients alités est crucial pour prévenir les douleurs liées à l'immobilité et les escarres. Les aides-soignants doivent aider les patients à changer de position toutes les deux heures, en utilisant des techniques appropriées pour minimiser la douleur et le risque de blessures. Cela implique de soulever et de repositionner le patient avec des draps de glisse ou des coussins de soutien pour répartir la pression de manière uniforme.

La gestion de la douleur chronique chez les patients qui arrivent aux urgences avec des affections préexistantes nécessite une approche spécialisée. Les aides-soignants doivent obtenir une anamnèse complète de la douleur chronique, y compris les traitements antérieurs et actuels, et travailler en étroite collaboration avec l'équipe médicale pour adapter le plan de gestion de la douleur. L'objectif est de prévenir les exacerbations de la douleur chronique tout en traitant les problèmes aigus qui ont conduit à la visite aux urgences.

L'éducation et l'autonomisation du patient sont des aspects importants de la gestion de la douleur et du confort. Les aides-soignants doivent informer les patients sur les techniques de gestion de la douleur qu'ils peuvent utiliser de manière autonome, comme les exercices de respiration, les positions de confort et l'utilisation appropriée des médicaments. Encourager les patients à exprimer leurs besoins et leurs préférences aide à personnaliser les soins et à améliorer leur expérience globale.

Le suivi et la réévaluation régulière de la douleur et du confort sont essentiels pour s'assurer que les interventions sont efficaces et pour ajuster les traitements en conséquence. Les aides-soignants doivent continuer à surveiller la douleur à intervalles réguliers et documenter les réponses aux traitements. Une communication constante avec les infirmières et les médecins permet d'adapter le plan de soins en fonction de l'évolution de la situation du patient.

Chapitre 4
Les Situations d'Urgence Spécifiques

- **Les urgences cardiovasculaires**
  - Prise en charge de l'infarctus du myocarde

La prise en charge de l'infarctus du myocarde (IDM), communément appelé crise cardiaque, est une procédure critique et urgente qui nécessite une coordination rapide et efficace entre les membres de l'équipe médicale. L'objectif est de rétablir le flux sanguin vers le cœur le plus rapidement possible pour minimiser les dommages au muscle cardiaque et améliorer les chances de survie du patient. Les aides-soignants jouent un rôle essentiel dans cette prise en charge en fournissant des soins immédiats et en facilitant les interventions médicales.

L'évaluation initiale commence dès l'arrivée du patient aux urgences. Les aides-soignants doivent effectuer une évaluation rapide et précise des symptômes du patient. Les signes classiques de l'infarctus du myocarde incluent des douleurs thoraciques intenses, souvent décrites comme une sensation de pression ou de constriction, irradiant parfois vers le bras gauche, le cou, la mâchoire ou le dos. D'autres symptômes peuvent inclure des sueurs froides, des nausées, des essoufflements et une sensation d'angoisse intense. La prise rapide des constantes vitales – pression artérielle, fréquence cardiaque, saturation en oxygène – est essentielle pour évaluer l'état du patient et orienter les interventions urgentes.

L'administration d'oxygène est souvent l'une des premières mesures à prendre. Les aides-soignants doivent s'assurer que le patient reçoit de l'oxygène pour améliorer l'oxygénation du sang et réduire la charge de travail du cœur. L'oxygène est généralement administré via un masque facial ou des lunettes nasales, en fonction du niveau de détresse respiratoire du patient.

La surveillance continue est cruciale pour détecter rapidement toute détérioration de l'état du patient. Les aides-soignants doivent surveiller étroitement les signes vitaux et être prêts à intervenir en cas de modifications significatives. L'installation d'un moniteur cardiaque permet une surveillance en temps réel de l'activité électrique du cœur, essentielle pour détecter des arythmies potentiellement fatales comme la fibrillation ventriculaire.

L'administration de médicaments joue un rôle clé dans la prise en charge initiale de l'IDM. Les aides-soignants, sous la supervision des infirmières et des médecins, doivent préparer et administrer les médicaments prescrits. Cela peut inclure des analgésiques pour soulager la douleur, comme la morphine, des nitrates pour dilater les vaisseaux sanguins et améliorer le flux sanguin vers le cœur, des bêta-bloquants pour réduire la demande en oxygène du cœur, et des anticoagulants pour prévenir la formation de caillots. L'aspirine est souvent administrée pour son effet antiplaquettaire, aidant à prévenir l'agrégation des plaquettes et la formation de nouveaux caillots.

L'angioplastie coronarienne est une procédure d'urgence fréquemment utilisée pour traiter l'IDM. Les aides-soignants doivent préparer le patient pour cette intervention en s'assurant qu'il est à jeun, en administrant les prémédications nécessaires et en transférant rapidement le patient au laboratoire de cathétérisme. Pendant l'angioplastie, un cathéter est inséré dans une artère coronaire obstruée pour rétablir le flux sanguin, souvent avec la pose d'un stent pour maintenir l'artère ouverte. Les aides-soignants doivent surveiller le patient avant, pendant et après la procédure pour détecter toute complication, comme des saignements au site d'insertion ou des réactions allergiques aux contrastes utilisés.

La communication avec le patient et sa famille est également un aspect crucial de la prise en charge de l'IDM. Les aides-soignants doivent fournir des informations claires et rassurantes sur les procédures en cours, répondre aux questions et offrir un soutien émotionnel. La crise cardiaque est une expérience extrêmement stressante, et le soutien psychologique peut aider à réduire l'anxiété du patient et de ses proches.

La réadaptation cardiaque commence souvent dès que le patient est stabilisé. Les aides-soignants participent à l'élaboration d'un plan de soins qui inclut des recommandations pour les changements de mode de vie, la gestion des médicaments et la surveillance continue des signes vitaux. Ils peuvent aussi aider à coordonner les rendez-vous de suivi et à fournir des ressources éducatives sur la prévention des futures crises cardiaques.

La documentation et le suivi sont essentiels pour assurer une prise en charge continue et cohérente. Les aides-soignants doivent documenter toutes les interventions et les observations dans le dossier médical du patient, ce qui permet aux autres membres de l'équipe de santé d'avoir une vue d'ensemble complète et à jour de l'état du patient et des soins prodigués.

- o   Gestion des arrêts cardiaques

La gestion des arrêts cardiaques est une procédure critique et hautement urgente aux urgences, où chaque seconde compte pour sauver des vies. Les aides-soignants, en collaboration avec l'ensemble de l'équipe médicale, jouent un rôle vital dans l'identification rapide, la prise en charge immédiate et le suivi des patients en arrêt cardiaque. Une réponse rapide et coordonnée est essentielle pour maximiser les chances de survie et minimiser les dommages cérébraux.

La reconnaissance de l'arrêt cardiaque est la première étape cruciale. Les aides-soignants doivent être capables d'identifier rapidement les signes d'un arrêt cardiaque, tels que la perte de conscience soudaine, l'absence de pouls palpable, l'arrêt de la respiration ou la respiration agonale. Une surveillance constante et une vigilance accrue permettent de détecter ces signes précocement, déclenchant une réponse immédiate.

L'appel à l'aide et l'activation du code d'urgence sont des actions immédiates. Dès que l'arrêt cardiaque est suspecté, les aides-soignants doivent appeler à l'aide en utilisant les systèmes d'alerte d'urgence de l'hôpital, comme le bouton d'appel ou le téléphone dédié. L'activation du code d'urgence, souvent appelé "code bleu", mobilise rapidement une équipe de réanimation spécialisée équipée pour gérer les arrêts cardiaques.

La réanimation cardio-pulmonaire (RCP) est initiée immédiatement. Les aides-soignants formés en RCP doivent commencer les compressions thoraciques dès que possible. Les compressions doivent être effectuées avec une profondeur d'environ 5 à 6 cm et à une fréquence de 100 à 120 compressions par minute. La ventilation, si elle est pratiquée, doit être effectuée après chaque série de 30 compressions, à raison de deux insufflations. La qualité des compressions thoraciques est essentielle pour maintenir une circulation sanguine minimale vers le cerveau et les organes vitaux.

L'utilisation du défibrillateur externe automatique (DEA) est une étape cruciale. Le DEA doit être appliqué dès que possible pour analyser le rythme cardiaque du patient et administrer un choc électrique si une fibrillation ventriculaire ou une tachycardie ventriculaire sans pouls est détectée. Les aides-soignants doivent suivre les instructions vocales du DEA, s'assurer que personne ne touche le patient pendant l'analyse et l'administration du choc, et reprendre immédiatement les compressions thoraciques après le choc.

La gestion des voies respiratoires est également une priorité. Si disponible, un dispositif de ventilation manuelle, tel qu'un ballon autoremplisseur avec masque, peut être utilisé pour fournir des insufflations d'oxygène. Dans les cas où l'intubation endotrachéale est nécessaire, les aides-soignants assistent les médecins ou les infirmiers anesthésistes en préparant le matériel et en soutenant le patient pendant la procédure.

L'administration de médicaments lors de la réanimation avancée est effectuée selon les protocoles établis. Les aides-soignants, en collaboration avec l'équipe de réanimation, peuvent préparer et administrer des médicaments tels que l'adrénaline (pour améliorer la contractilité cardiaque), l'amiodarone ou la lidocaïne (pour traiter les arythmies) et le bicarbonate de sodium (pour corriger l'acidose métabolique). La précision et la rapidité de l'administration de ces médicaments sont cruciales pour le succès de la réanimation.

Le suivi et la surveillance post-réanimation sont essentiels une fois que le patient a été stabilisé. Les aides-soignants doivent continuer à surveiller étroitement les signes vitaux, le rythme cardiaque et la saturation en oxygène. Ils doivent également être prêts à intervenir en cas de récidive de l'arrêt cardiaque ou d'autres complications. La prise en charge post-réanimation inclut également la gestion de l'hypothermie thérapeutique, si indiquée, pour protéger le cerveau des dommages après un retour de la circulation spontanée (RCS).

La documentation et la communication sont des aspects critiques de la gestion des arrêts cardiaques. Les aides-soignants doivent documenter minutieusement tous les aspects de l'intervention, y compris les temps de début et de fin des compressions thoraciques, les doses de médicaments administrés, les chocs délivrés et les réponses du patient. Une communication claire et concise avec les autres membres de l'équipe médicale est essentielle pour assurer une prise en charge cohérente et efficace.

Le soutien émotionnel pour les familles est également une part importante de la gestion des arrêts cardiaques. Les aides-soignants doivent offrir un soutien empathique et de l'information aux proches du patient, les tenant informés de la situation et des efforts déployés pour sauver la vie du patient. La présence d'un membre de la famille peut également être autorisée dans certaines circonstances, pour leur permettre de rester proches de leur être cher pendant ces moments critiques.

La formation continue et les simulations sont essentielles pour maintenir un haut niveau de compétence dans la gestion des arrêts cardiaques. Les aides-soignants doivent participer régulièrement à des sessions de formation et à des simulations de réanimation pour renforcer leurs compétences et leur capacité à réagir efficacement dans des situations d'urgence.

- **Les urgences respiratoires**
  - Assistance respiratoire et oxygénothérapie

L'assistance respiratoire et l'oxygénothérapie sont des interventions vitales aux urgences, visant à assurer une oxygénation adéquate des tissus et à soutenir la respiration des patients en détresse respiratoire. Les aides-soignants jouent un rôle crucial dans l'administration et la gestion de ces interventions, garantissant que les patients reçoivent le soutien nécessaire pour stabiliser leur état.

L'évaluation initiale de la détresse respiratoire est la première étape dans la mise en place de l'assistance respiratoire. Les aides-soignants doivent être capables de reconnaître les signes de détresse respiratoire, tels que l'essoufflement, la cyanose (coloration bleutée de la peau et des muqueuses), la tachypnée (respiration rapide), l'utilisation des muscles accessoires pour respirer et l'agitation. Une évaluation rapide des signes vitaux, incluant la fréquence respiratoire, la saturation en oxygène et les gaz du sang artériel si disponibles, permet de déterminer le niveau de soutien nécessaire.

L'administration d'oxygène est souvent la première ligne de traitement pour les patients en détresse respiratoire. L'oxygène peut être administré via plusieurs dispositifs, en fonction des besoins du patient :

1. **Les lunettes nasales** sont utilisées pour les patients nécessitant une faible concentration d'oxygène (1 à 6 litres par minute). Elles sont confortables et permettent au patient de parler et de manger, mais elles ne conviennent pas aux patients ayant des besoins en oxygène plus élevés.

2. **Le masque simple** offre une concentration d'oxygène plus élevée (5 à 10 litres par minute) et est utilisé pour les patients nécessitant un soutien modéré. Il couvre le nez et la bouche, fournissant un débit d'oxygène plus constant.

3. **Le masque à réservoir (masque non réinspiratoire)** permet de délivrer de l'oxygène à des concentrations très élevées (10 à 15 litres par minute). Il est équipé d'un sac réservoir qui empêche l'inhalation de l'air ambiant, assurant ainsi que le patient reçoit une concentration maximale d'oxygène.

La surveillance continue des patients sous oxygénothérapie est essentielle pour évaluer l'efficacité du traitement et ajuster les débits d'oxygène en fonction des besoins. Les aides-soignants doivent surveiller la saturation en oxygène à l'aide d'un oxymètre de pouls et être attentifs aux signes d'hypoxémie persistante ou d'hyperoxie. La documentation régulière des niveaux de saturation et des ajustements effectués est cruciale pour assurer une prise en charge cohérente.

L'assistance respiratoire non invasive (ARNI) est une méthode avancée pour soutenir la respiration sans intubation. Elle inclut l'utilisation de dispositifs tels que la ventilation en pression positive continue (CPAP) et la ventilation non invasive en pression positive (NIPPV). Ces dispositifs aident à maintenir les voies respiratoires ouvertes et à améliorer l'oxygénation et la ventilation en fournissant une pression d'air constante ou intermittente.

- **La CPAP** est souvent utilisée pour les patients souffrant d'insuffisance cardiaque congestive ou d'apnée obstructive du sommeil. Elle aide à maintenir les alvéoles pulmonaires ouvertes, améliorant ainsi les échanges gazeux.

- **La NIPPV**, telle que la ventilation en deux niveaux de pression positive (BiPAP), est utilisée pour les patients présentant une insuffisance respiratoire aiguë, comme dans les cas de BPCO exacerbée ou de syndrome de détresse respiratoire aiguë (SDRA). Elle fournit une pression positive pendant l'inspiration et une pression moindre pendant l'expiration, facilitant la respiration et réduisant le travail respiratoire.

L'intubation endotrachéale et la ventilation mécanique sont nécessaires pour les patients en insuffisance respiratoire sévère qui ne peuvent pas être stabilisés par des méthodes non invasives. L'intubation consiste à insérer un tube dans la trachée pour maintenir les voies respiratoires ouvertes et permettre une ventilation mécanique contrôlée. Les aides-soignants assistent les médecins et les anesthésistes en préparant le matériel nécessaire, en assurant la préoxygénation du patient et en surveillant les signes vitaux pendant la procédure.

La gestion des sécrétions est un aspect important de l'assistance respiratoire. Les patients sous ventilation mécanique ou non invasive peuvent nécessiter des aspirations régulières pour maintenir les voies respiratoires dégagées. Les aides-soignants doivent être formés à l'utilisation des techniques d'aspiration, en s'assurant que les procédures sont effectuées de manière aseptique pour prévenir les infections nosocomiales.

Le soutien émotionnel et l'éducation des patients et de leurs familles sont également cruciaux. Les aides-soignants doivent expliquer les procédures et les dispositifs utilisés, rassurer les patients sur leur état et répondre à leurs questions. Un soutien psychologique peut aider à réduire l'anxiété et à améliorer la coopération des patients avec les traitements.

La coordination avec l'équipe médicale est essentielle pour une prise en charge optimale. Les aides-soignants doivent communiquer régulièrement avec les médecins et les infirmières, signaler tout changement dans l'état du patient et participer aux décisions concernant l'ajustement des traitements. Une collaboration étroite garantit que les interventions sont cohérentes et adaptées aux besoins spécifiques de chaque patient.

- ○ Prise en charge de l'asthme aigu sévère et de la BPCO décompensée

La prise en charge de l'asthme aigu sévère et de la BPCO (bronchopneumopathie chronique obstructive) décompensée aux urgences est une tâche complexe et urgente. Ces deux conditions respiratoires exigent une intervention rapide et coordonnée pour stabiliser le patient, soulager la détresse respiratoire et prévenir les complications graves. Les aides-soignants jouent un rôle crucial dans cette prise en charge en assurant une évaluation rapide, une administration adéquate des traitements et un suivi attentif de l'évolution du patient.

Évaluation initiale est la première étape critique pour les patients présentant une détresse respiratoire due à l'asthme aigu sévère ou à une BPCO décompensée. Les aides-soignants doivent évaluer rapidement les signes vitaux, y compris la fréquence respiratoire, la saturation en oxygène, la fréquence cardiaque et la pression artérielle. Ils doivent également observer les signes cliniques tels que la cyanose, l'utilisation des muscles accessoires, les sibilances (bruits respiratoires) et la capacité du patient à parler. Cette évaluation rapide permet de déterminer la gravité de la situation et d'orienter les interventions immédiates.

Administration d'oxygène est souvent la première ligne de traitement pour les patients en détresse respiratoire. Pour les patients asthmatiques, l'oxygène est administré pour maintenir une saturation en oxygène supérieure à 92 %. Pour les patients atteints de BPCO, l'oxygène est administré avec précaution pour éviter l'hyperoxie, en maintenant généralement une saturation en oxygène entre 88 % et 92 %. Les aides-soignants doivent surveiller continuellement la saturation en oxygène et ajuster le débit en conséquence, en utilisant des dispositifs appropriés tels que les lunettes nasales, les masques faciaux ou les masques à réservoir.

Médicaments bronchodilatateurs sont essentiels pour soulager la bronchoconstriction dans les crises d'asthme et les exacerbations de la BPCO. Les aides-soignants doivent administrer des bêta-agonistes inhalés à courte durée d'action (comme le salbutamol) par nébulisation ou inhalateur-doseur, souvent en combinaison avec des anticholinergiques (comme l'ipratropium). Les nébulisations peuvent être administrées à intervalles fréquents, toutes les 20 minutes pendant la première heure, sous surveillance attentive pour évaluer l'efficacité et les éventuels effets secondaires.

Corticostéroïdes systémiques sont administrés pour réduire l'inflammation des voies respiratoires. Pour les crises d'asthme sévère, les aides-soignants doivent préparer et administrer des corticostéroïdes intraveineux ou oraux (comme la prednisone ou la méthylprednisolone) selon les protocoles établis. Les patients atteints de BPCO décompensée peuvent également bénéficier de corticostéroïdes systémiques pour contrôler l'inflammation bronchique et améliorer la réponse aux bronchodilatateurs.

Assistance respiratoire non invasive (ARNI) peut être nécessaire pour les patients dont l'état ne s'améliore pas avec l'oxygénothérapie et les bronchodilatateurs. Les aides-soignants doivent préparer et appliquer des dispositifs de ventilation en pression positive continue (CPAP) ou de ventilation non invasive en deux niveaux de pression positive (BiPAP) pour aider à maintenir les voies respiratoires ouvertes et à améliorer l'oxygénation et la ventilation. La surveillance attentive de l'efficacité de l'ARNI et des signes de fatigue respiratoire est essentielle.

Hydratation et équilibre électrolytique doivent être maintenus pour éviter la déshydratation, qui peut aggraver les symptômes respiratoires. Les aides-soignants doivent surveiller l'apport hydrique du patient et administrer des fluides intraveineux si nécessaire, en surveillant également les électrolytes pour éviter les déséquilibres qui pourraient affecter la fonction respiratoire.

Antibiothérapie peut être indiquée pour les patients atteints de BPCO décompensée en cas de suspicion d'infection bactérienne, souvent signalée par une augmentation de la purulence des expectorations. Les aides-soignants doivent préparer et administrer les antibiotiques selon les prescriptions, en surveillant les signes de réponse au traitement et les effets secondaires potentiels.

Suivi et surveillance continue sont cruciaux tout au long de la prise en charge. Les aides-soignants doivent surveiller les signes vitaux, l'état respiratoire et l'efficacité des traitements de manière continue. Ils doivent également être vigilants aux signes de détérioration, tels qu'une augmentation de la dyspnée, une diminution de la saturation en oxygène malgré l'oxygénothérapie, ou une fatigue respiratoire accrue, et informer immédiatement les infirmières et les médecins de tout changement.

Éducation du patient et du soutien émotionnel sont également importants. Les aides-soignants doivent expliquer les traitements et les procédures au patient de manière claire et rassurante, répondre à leurs questions et offrir un soutien émotionnel pour aider à réduire l'anxiété liée à la détresse respiratoire. Fournir des informations sur la gestion à long terme de l'asthme ou de la BPCO, y compris l'utilisation correcte des inhalateurs et des médicaments, peut également être bénéfique pour prévenir les futures exacerbations.

- **Les urgences neurologiques**
  - Gestion des AVC

La gestion des accidents vasculaires cérébraux (AVC) aux urgences est une tâche complexe et hautement urgente. Chaque minute compte, car le traitement rapide d'un AVC peut réduire les dommages cérébraux et améliorer considérablement les chances de récupération du patient. Les aides-soignants jouent un rôle crucial dans cette prise en charge, assurant une évaluation rapide, coordonnant les interventions médicales et offrant un soutien continu tout au long du processus.

Identification et reconnaissance rapide des symptômes sont essentiels. Les aides-soignants doivent être capables de reconnaître les signes classiques d'un AVC, tels que l'affaissement d'un côté du visage, une faiblesse soudaine dans un bras ou une jambe, des troubles de la parole, des pertes de vision, des étourdissements ou une confusion soudaine. L'utilisation de l'acronyme FAST (Face, Arm, Speech, Time) peut aider à mémoriser ces symptômes :

- **Face** (visage) : un côté du visage est-il affaissé ?
- **Arm** (bras) : le patient peut-il lever les deux bras ?
- **Speech** (parole) : le patient a-t-il des difficultés à parler ou à comprendre ?
- **Time** (temps) : le temps est essentiel ; appeler immédiatement les secours.

Activation immédiate du code d'urgence est nécessaire dès que les signes d'un AVC sont suspectés. Les aides-soignants doivent alerter immédiatement l'équipe médicale d'urgence, en utilisant les systèmes d'appel d'urgence disponibles. La rapidité de cette action est cruciale pour garantir que le patient reçoive une évaluation et un traitement rapides.

Évaluaîton initiale et prise en charge impliquent la mesure des signes vitaux, l'évaluation de l'état neurologique et la documentation des symptômes. Les aides-soignants doivent vérifier la pression artérielle, le pouls, la fréquence respiratoire et la saturation en oxygène. Ils doivent également utiliser des échelles d'évaluation neurologique, comme l'échelle de Cincinnati ou l'échelle de Los Angeles, pour évaluer l'étendue des déficits neurologiques.

Accès rapide à l'imagerie cérébrale est crucial pour différencier les types d'AVC. Les aides-soignants doivent s'assurer que le patient est transporté rapidement vers le service d'imagerie pour une tomodensitométrie (CT scan) ou une imagerie par résonance magnétique (IRM). Ces examens permettent de déterminer si l'AVC est ischémique (causé par un caillot) ou hémorragique (causé par une rupture d'un vaisseau sanguin), ce qui guide les options de traitement.

Administration de traitements spécifiques dépend du type d'AVC. Pour les AVC ischémiques, l'administration rapide de thrombolytiques (médicaments qui dissolvent les caillots) est essentielle. Les aides-soignants doivent préparer et administrer ces médicaments sous la supervision des médecins, en respectant les protocoles stricts pour minimiser les risques de complications. Pour les AVC hémorragiques, la gestion inclut le contrôle de la pression artérielle, la réduction de l'œdème cérébral et la préparation éventuelle pour une intervention chirurgicale.

Surveillance et suivi intensif sont nécessaires après le traitement initial. Les aides-soignants doivent surveiller en continu les signes vitaux, l'état neurologique et les réactions aux traitements. Toute détérioration de l'état du patient doit être signalée immédiatement à l'équipe médicale. Les soins intensifs peuvent inclure la gestion des voies respiratoires, le maintien de la perfusion intraveineuse et la surveillance des signes d'augmentation de la pression intracrânienne.

Prévention des complications est une partie importante de la prise en charge post-AVC. Les aides-soignants doivent aider à repositionner régulièrement le patient pour prévenir les escarres, surveiller les signes d'infections, notamment pulmonaires et urinaires, et encourager les exercices de mobilisation précoce pour réduire le risque de thromboembolie veineuse. L'hydratation et la nutrition doivent également être surveillées attentivement.

Support émotionnel et information sont cruciaux pour le patient et sa famille. Les aides-soignants doivent fournir des informations claires sur l'état du patient, les traitements administrés et les étapes suivantes. Offrir un soutien émotionnel, écouter les préoccupations et répondre aux questions peut aider à réduire l'anxiété et à renforcer la coopération du patient et de ses proches.

Coordination de la réadaptation commence dès que le patient est stabilisé. Les aides-soignants doivent collaborer avec les physiothérapeutes, les ergothérapeutes et les orthophonistes pour élaborer un plan de réadaptation personnalisé. Encourager le patient à participer activement à la réadaptation et à suivre les exercices prescrits est essentiel pour améliorer les résultats à long terme.

Documentation et communication sont des aspects clés de la gestion des AVC. Les aides-soignants doivent documenter précisément toutes les interventions, les observations cliniques et les réponses aux traitements dans le dossier médical du patient. Une communication continue avec l'équipe médicale assure une prise en charge cohérente et coordonnée, améliorant ainsi les résultats pour le patient.

- Prise en charge des crises convulsives

La prise en charge des crises convulsives aux urgences est une procédure délicate et urgente. Les crises convulsives, qu'elles soient liées à l'épilepsie ou à d'autres causes, nécessitent une intervention rapide et coordonnée pour garantir la sécurité du patient et minimiser les risques de complications. Les aides-soignants jouent un rôle essentiel dans la gestion des crises convulsives, en fournissant des soins immédiats, en assurant une surveillance continue et en aidant à la mise en œuvre des traitements appropriés.

Reconnaissance rapide des signes de convulsion est la première étape critique. Les aides-soignants doivent être capables d'identifier les signes d'une crise convulsive, qui peuvent inclure des mouvements musculaires incontrôlés, des contractions rythmiques des membres, une perte de conscience, une salivation excessive, des morsures de la langue, et des troubles respiratoires. Une observation attentive et une évaluation rapide permettent de confirmer la présence d'une crise convulsive et d'initier les mesures de sécurité nécessaires.

Assurer la sécurité du patient pendant la crise est primordial. Les aides-soignants doivent protéger le patient des blessures potentielles en dégageant l'environnement immédiat de tout objet dangereux et en plaçant des coussins ou des couvertures sous la tête du patient. Il est important de ne pas restreindre les mouvements du patient ou d'essayer d'insérer un objet dans sa bouche, ce qui pourrait causer des blessures supplémentaires. Les aides-soignants doivent rester calmes et observer attentivement la durée et les caractéristiques de la crise.

Maintien des voies respiratoires ouvertes est essentiel. Les aides-soignants doivent s'assurer que le patient peut respirer librement en plaçant le patient sur le côté en position latérale de sécurité, si possible. Cette position aide à prévenir l'obstruction des voies respiratoires par la salive ou les sécrétions et réduit le risque d'aspiration. Si le patient présente des signes de détresse respiratoire, tels que la cyanose ou des difficultés à respirer, une intervention immédiate est nécessaire pour maintenir l'oxygénation.

Surveillance continue pendant et après la crise est cruciale pour évaluer l'état du patient et détecter toute complication. Les aides-soignants doivent surveiller les signes vitaux, y compris la fréquence respiratoire, la saturation en oxygène, le pouls et la pression artérielle. Ils doivent également être attentifs à la durée de la crise, car des convulsions prolongées (plus de cinq minutes) ou des crises répétées sans reprise de conscience entre elles peuvent indiquer un état de mal épileptique, nécessitant une intervention médicale urgente.

Administration de médicaments anticonvulsivants est souvent nécessaire pour arrêter les crises prolongées. Les aides-soignants doivent préparer et administrer les médicaments prescrits, tels que le diazépam, le lorazépam ou le midazolam, selon les protocoles établis. Ces médicaments peuvent être administrés par voie intraveineuse, intramusculaire ou rectale, en fonction de la situation clinique et de l'accès disponible. Une surveillance attentive des effets secondaires potentiels et de la réponse du patient est essentielle.

Évaluation des causes sous-jacentes de la crise convulsive est une étape clé après la stabilisation initiale. Les aides-soignants doivent aider à recueillir des informations sur les antécédents médicaux du patient, y compris tout diagnostic antérieur d'épilepsie, les médicaments en cours, et les événements précipitants possibles, tels que la fièvre, les infections, les traumatismes crâniens ou l'abus de substances. Cette évaluation aide à orienter les investigations supplémentaires et les traitements spécifiques.

Coordination des soins continus après la crise est essentielle pour assurer une prise en charge complète du patient. Les aides-soignants doivent préparer le patient pour les examens complémentaires, tels que les analyses de sang, l'imagerie cérébrale (CT scan ou IRM), et l'électroencéphalogramme (EEG), qui peuvent aider à identifier les causes sous-jacentes des convulsions. Ils doivent également assurer une communication efficace avec les médecins et les infirmières pour coordonner les interventions et les soins de suivi.

Soutien émotionnel et information pour le patient et sa famille sont des aspects importants de la prise en charge des crises convulsives. Les aides-soignants doivent expliquer les procédures et les traitements en termes clairs et rassurants, répondre aux questions et offrir un soutien émotionnel pour aider à réduire l'anxiété. Informer le patient et sa famille sur la gestion des crises et les mesures de prévention peut également être bénéfique pour prévenir les futures occurrences.

Documentation précise et communication sont essentielles pour assurer une prise en charge cohérente et continue. Les aides-soignants doivent documenter toutes les observations, les interventions et les réponses du patient dans le dossier médical. Une communication claire et concise avec l'équipe médicale garantit que toutes les informations pertinentes sont partagées, permettant une prise en charge coordonnée et efficace.

- **Les traumatismes**
  - Gestion des polytraumatismes

La gestion des polytraumatismes aux urgences est une tâche complexe et exigeante, nécessitant une réponse rapide, coordonnée et efficace. Les polytraumatismes impliquent des blessures graves affectant plusieurs systèmes du corps, souvent résultant de traumatismes violents comme des accidents de la route, des chutes de grande hauteur ou des agressions. Les aides-soignants jouent un rôle crucial dans la prise en charge initiale de ces patients, en assurant une évaluation rapide, en stabilisant les fonctions vitales et en facilitant les interventions médicales nécessaires.

L'évaluation initiale et le triage sont les premières étapes critiques. À l'arrivée du patient, les aides-soignants doivent effectuer une évaluation rapide pour déterminer la gravité des blessures et prioriser les interventions. Utiliser le système ABCDE (Airway, Breathing, Circulation, Disability, Exposure) permet de structurer l'évaluation :

1. **Airway (Voies respiratoires)** : Vérifier si les voies respiratoires sont dégagées et assurer leur maintien. Les aides-soignants doivent évaluer et sécuriser les voies respiratoires en utilisant des techniques telles que la méthode de la mâchoire tirée en avant (jaw thrust) ou en insérant des dispositifs d'appoint comme les canules oropharyngées.

2. **Breathing (Respiration)** : Évaluer la qualité de la respiration et administrer de l'oxygène. Les aides-soignants doivent observer les mouvements thoraciques, écouter les bruits respiratoires et vérifier la saturation en oxygène. En cas de détresse respiratoire, des interventions telles que la ventilation assistée ou l'intubation peuvent être nécessaires.

3. **Circulation** : Contrôler les signes vitaux, évaluer la perfusion et identifier les hémorragies. Les aides-soignants

doivent surveiller la fréquence cardiaque, la pression artérielle et rechercher des signes de choc (pâleur, sueurs, confusion). Les hémorragies externes doivent être contrôlées par des pansements compressifs, des garrots si nécessaire, et des fluides intraveineux doivent être administrés pour maintenir la perfusion.

4. **Disability (Déficit neurologique)** : Évaluer l'état neurologique en utilisant l'échelle de Glasgow (GCS) pour mesurer la conscience. Les aides-soignants doivent vérifier la réponse pupillaire et rechercher des signes de lésion neurologique comme l'asymétrie faciale ou la perte de sensation. Un score bas de GCS peut indiquer un traumatisme crânien sévère nécessitant une intervention urgente.

5. **Exposure (Exposition)** : Exposer le patient pour une évaluation complète des blessures tout en prévenant l'hypothermie. Les aides-soignants doivent enlever les vêtements du patient pour rechercher des blessures cachées, tout en utilisant des couvertures chauffantes pour maintenir la température corporelle.

Stabilisation des fonctions vitales est une priorité immédiate. Les aides-soignants doivent collaborer étroitement avec les médecins et les infirmières pour stabiliser le patient. Cela inclut l'administration de fluides intraveineux pour traiter le choc hypovolémique, l'initiation de la ventilation mécanique si nécessaire, et la préparation pour des interventions chirurgicales urgentes en cas de blessures menaçant la vie, comme une hémorragie interne.

Imagerie diagnostique rapide est souvent nécessaire pour évaluer l'étendue des blessures internes. Les aides-soignants doivent préparer le patient pour les radiographies, les tomodensitométries (CT scans) ou les échographies FAST (Focused Assessment with Sonography for Trauma) pour identifier les fractures, les hémorragies internes et les lésions organiques. Une coordination efficace avec le service de radiologie est essentielle pour obtenir des résultats rapides et précis.

Gestion des fractures et des blessures orthopédiques est une autre composante clé. Les aides-soignants doivent immobiliser les fractures en utilisant des attelles ou des dispositifs de traction, et appliquer des pansements pour les plaies ouvertes. La réduction des luxations et l'alignement des fractures peuvent nécessiter une sédation et une intervention médicale immédiate.

Contrôle de la douleur et des sédations est crucial pour le confort du patient et la facilitation des interventions médicales. Les aides-soignants doivent administrer des analgésiques selon les protocoles, surveiller les effets secondaires et ajuster les doses en fonction des besoins du patient. Une sédation peut être nécessaire pour les procédures invasives ou pour les patients agités afin de prévenir des mouvements brusques qui pourraient aggraver les blessures.

Prévention des complications est essentielle tout au long de la prise en charge. Les aides-soignants doivent surveiller les signes d'infection, surtout dans les plaies ouvertes et les fractures exposées, et administrer des antibiotiques prophylactiques si prescrit. La prévention des escarres par un repositionnement régulier du patient, la gestion des voies urinaires pour éviter les infections et la surveillance des signes de thrombose veineuse profonde (TVP) sont également importantes.

Soutien émotionnel et communication avec le patient et sa famille sont des aspects critiques de la prise en charge des polytraumatismes. Les aides-soignants doivent fournir des informations claires et rassurantes, répondre aux questions et offrir un soutien psychologique pour aider à réduire l'anxiété. Informer la famille sur l'état du patient et les étapes à venir est essentiel pour maintenir la transparence et la confiance.

Coordination des soins interdisciplinaires est nécessaire pour assurer une prise en charge complète et continue. Les aides-soignants doivent travailler en étroite collaboration avec les chirurgiens, les anesthésistes, les spécialistes en soins intensifs et les rééducateurs pour élaborer et mettre en œuvre un plan de soins adapté aux besoins spécifiques du patient. Une communication fluide entre tous les membres de l'équipe est essentielle pour garantir une gestion cohérente et efficace des polytraumatismes.

   o   Prise en charge des fractures et des plaies

La prise en charge des fractures et des plaies aux urgences est une composante essentielle des soins dispensés aux patients victimes de traumatismes. Les aides-soignants jouent un rôle crucial dans l'évaluation initiale, le traitement et le suivi des fractures et des plaies, garantissant ainsi que les patients reçoivent les soins appropriés pour favoriser une guérison rapide et prévenir les complications.

L'évaluation initiale est la première étape critique. Les aides-soignants doivent évaluer rapidement l'étendue des blessures en observant les signes de déformation, d'enflure, de douleur et d'hémorragie. Une attention particulière doit être portée à l'état neurovasculaire des membres affectés, en vérifiant la sensibilité, la motricité et la perfusion sanguine distale. Il est crucial de documenter ces observations pour informer l'équipe médicale et guider les interventions ultérieures.

Immobilisation des fractures est une priorité immédiate pour prévenir d'autres dommages aux tissus mous, aux nerfs et aux vaisseaux sanguins. Les aides-soignants doivent utiliser des attelles, des écharpes ou des dispositifs de traction pour stabiliser les fractures. Ils doivent s'assurer que l'immobilisation est confortable et efficace, en maintenant l'alignement anatomique autant que possible. En cas de fractures ouvertes, ils doivent couvrir la plaie avec des pansements stériles avant d'appliquer une immobilisation pour réduire le risque d'infection.

Gestion de la douleur est essentielle pour le confort du patient. Les aides-soignants doivent administrer des analgésiques selon les protocoles établis, en surveillant les effets secondaires et l'efficacité du traitement. La douleur peut être soulagée par des médicaments administrés par voie orale, intraveineuse ou intramusculaire, en fonction de l'intensité de la douleur et de l'état général du patient. L'application de glace peut également aider à réduire l'enflure et la douleur initiales.

Prise en charge des plaies implique une désinfection minutieuse et la prévention de l'infection. Les aides-soignants doivent nettoyer les plaies avec une solution saline stérile ou un antiseptique, en enlevant délicatement les débris visibles. Les plaies doivent être examinées pour détecter toute contamination profonde ou tout corps étranger, nécessitant parfois une intervention chirurgicale pour un débridement. Après le nettoyage, les plaies doivent être couvertes avec des pansements stériles appropriés pour protéger contre les infections et favoriser la cicatrisation.

Sutures et bandages sont souvent nécessaires pour les plaies plus importantes. Les aides-soignants doivent préparer le matériel de suture et assister le médecin ou l'infirmière dans la fermeture des plaies. Cela peut inclure la préparation des champs stériles, la manipulation des instruments et l'application de bandages après les sutures. Pour les plaies mineures, ils peuvent être formés à appliquer des sutures simples ou des bandes adhésives pour rapprocher les bords de la plaie.

Surveillance continue est essentielle pour détecter les signes de complications. Les aides-soignants doivent surveiller les signes d'infection, tels que la rougeur, la chaleur, l'enflure et l'écoulement purulent, ainsi que les signes de mauvaise perfusion sanguine ou de compression nerveuse, comme la pâleur, l'engourdissement ou la douleur accrue. Toute anomalie doit être signalée immédiatement à l'équipe médicale pour une évaluation plus approfondie et une intervention rapide.

Réévaluation et suivi des fractures et des plaies sont nécessaires pour s'assurer que la guérison progresse comme prévu. Les aides-soignants doivent programmer et faciliter les rendez-vous de suivi, où les radiographies peuvent être effectuées pour vérifier l'alignement des os et la formation de callosités osseuses. Ils doivent également éduquer les patients sur les signes de complications à surveiller et sur l'importance de suivre les instructions de réadaptation et de soins à domicile.

Éducation du patient est une composante clé de la prise en charge. Les aides-soignants doivent fournir des instructions claires sur la façon de prendre soin des plaies et des fractures à domicile, y compris les changements de pansements, les signes d'infection à surveiller et l'importance de garder la zone affectée propre et protégée. Ils doivent également informer les patients sur les exercices de réhabilitation et les restrictions de mouvement pour favoriser une guérison optimale.

Coordination des soins multidisciplinaires est souvent nécessaire pour les fractures complexes et les plaies graves. Les aides-soignants doivent collaborer avec les chirurgiens orthopédiques, les spécialistes en soins des plaies, les physiothérapeutes et les ergothérapeutes pour élaborer un plan de soins complet et personnalisé. Une communication fluide entre tous les membres de l'équipe soignante assure une prise en charge cohérente et optimisée.

Chapitre 5
La Communication aux Urgences

- **La communication avec le patient**
  - Écoute active et empathie

L'écoute active et l'empathie sont des compétences fondamentales pour les aides-soignants, particulièrement dans le cadre des urgences où les patients se trouvent souvent dans des situations de détresse et de vulnérabilité. Ces compétences permettent d'établir une relation de confiance avec les patients, de comprendre pleinement leurs besoins et préoccupations, et de fournir des soins plus adaptés et humains.

L'écoute active consiste à être pleinement attentif à ce que le patient dit, en montrant un intérêt sincère et en répondant de manière appropriée. Cela implique plusieurs éléments clés :

1. **Présence attentive** : L'aides-soignant doit être entièrement présent, en laissant de côté ses propres préoccupations pour se concentrer sur le patient. Cela signifie maintenir un contact visuel, se pencher légèrement vers le patient et utiliser des indices verbaux et non verbaux pour montrer qu'il écoute attentivement.

2. **Réflexion et clarification** : L'aides-soignant doit reformuler les paroles du patient pour s'assurer qu'il a bien compris ce qui est dit. Par exemple, "Si je comprends bien, vous ressentez une douleur aiguë dans le bas du dos depuis ce matin, c'est bien cela ?". Cela montre au patient qu'il est écouté et permet de clarifier toute incompréhension.

3. **Questions ouvertes** : Utiliser des questions ouvertes encourage le patient à partager plus d'informations. Plutôt que de poser des questions fermées qui appellent des réponses courtes, l'aides-soignant peut demander : "Pouvez-vous me parler davantage de votre douleur ?" ou "Qu'est-ce qui vous inquiète le plus en ce moment ?".

4. **Silence attentif** : Parfois, le silence est une part importante de l'écoute active. Permettre au patient de

prendre son temps pour réfléchir et exprimer ses pensées sans interruption peut être très thérapeutique et révélateur.

L'empathie est la capacité de comprendre et de partager les sentiments de l'autre. C'est une compétence cruciale qui permet aux aides-soignants de se mettre à la place du patient et de comprendre son vécu et ses émotions. Voici comment l'empathie peut être manifestée :

1. **Validation des émotions** : Reconnaître et accepter les émotions du patient sans jugement est essentiel. Dire des phrases comme "Je vois que vous êtes très inquiet, c'est compréhensible dans une telle situation" aide à valider les sentiments du patient et à lui montrer qu'il est normal de ressentir ce qu'il ressent.

2. **Affection et soutien** : Utiliser des mots et des gestes réconfortants pour offrir un soutien émotionnel. Par exemple, un toucher léger sur l'épaule ou une expression faciale compatissante peut apporter beaucoup de réconfort. Dire "Je suis là pour vous aider, n'hésitez pas à me dire ce dont vous avez besoin" renforce ce soutien.

3. **Éviter les jugements et les conseils prématurés** : Plutôt que de juger ou de donner des conseils immédiatement, l'aides-soignant doit d'abord comprendre complètement la situation du patient. Écouter et poser des questions avant de répondre permet de fournir des conseils plus pertinents et adaptés.

4. **Partage de moments personnels** : Parfois, partager une expérience personnelle pertinente (sans détourner l'attention du patient) peut aider à créer une connexion et montrer que l'aides-soignant comprend vraiment ce que ressent le patient.

L'impact de l'écoute active et de l'empathie sur la qualité des soins est significatif. Lorsque les patients se sentent écoutés et compris, leur anxiété diminue et leur confiance en leurs soignants augmente. Cela peut améliorer leur coopération avec les traitements et leur adhésion aux recommandations médicales. Par ailleurs, une bonne communication réduit les malentendus, permettant ainsi une prise en charge plus précise et efficace.

La formation et la pratique de ces compétences sont essentielles pour les aides-soignants. Participer à des ateliers de communication, des jeux de rôle et des sessions de réflexion sur les expériences vécues peut aider à développer et à affiner ces compétences. La pratique régulière dans un environnement de soutien, avec des retours constructifs de collègues et de superviseurs, renforce ces compétences et les intègre dans la pratique quotidienne.

o   Adaptation à différents profils de patients

L'adaptation aux différents profils de patients est une compétence cruciale pour les aides-soignants, particulièrement dans un environnement dynamique et varié comme les urgences. Chaque patient apporte avec lui un ensemble unique de besoins, d'expériences, de cultures et de conditions médicales. Pour offrir des soins efficaces et empathiques, les aides-soignants doivent être capables de reconnaître et de s'adapter à ces différences, en adoptant une approche personnalisée pour chaque individu.

Comprendre les divers profils de patients commence par une évaluation attentive. Les aides-soignants doivent être attentifs aux signes et aux informations qui peuvent indiquer des besoins spécifiques. Cela inclut non seulement les symptômes médicaux, mais aussi des aspects tels que l'âge, les antécédents médicaux, les barrières linguistiques, les différences culturelles, et le contexte psychosocial du patient. Par exemple, un jeune adulte souffrant d'une blessure sportive nécessitera une approche différente de celle d'une personne âgée avec des problèmes de mobilité et des conditions médicales chroniques.

Les enfants et les adolescents représentent un groupe de patients nécessitant une approche particulière. Les aides-soignants doivent faire preuve de douceur et de patience, en utilisant un langage adapté à l'âge et en expliquant les procédures de manière rassurante. Les parents ou tuteurs doivent être impliqués autant que possible pour offrir un soutien émotionnel et aider à apaiser l'anxiété des jeunes patients. Utiliser des techniques de distraction, comme des jouets ou des jeux, peut aider à rendre l'expérience moins stressante pour les enfants.

Les personnes âgées présentent souvent des défis uniques, tels que des problèmes de mobilité, des troubles cognitifs, et des conditions médicales complexes. Les aides-soignants doivent adopter une approche respectueuse et attentive, en prenant le temps de communiquer clairement et de manière répétée si nécessaire. Il est crucial de s'assurer que les patients comprennent les informations médicales et les instructions de soins. Les aides-soignants doivent également être vigilants aux signes de malnutrition, de déshydratation et de dépression, qui sont courants chez les personnes âgées.

Les patients avec des besoins spéciaux ou des handicaps nécessitent également une attention particulière. Les aides-soignants doivent être formés à utiliser des techniques de communication alternatives, comme le langage des signes, les tableaux de communication, ou les applications de traduction pour ceux qui ont des difficultés à communiquer verbalement. Il est important de respecter l'autonomie du patient autant que possible, en encourageant leur participation active dans les soins et en adaptant les procédures pour répondre à leurs capacités et préférences.

Les patients atteints de maladies mentales peuvent présenter des défis spécifiques en termes de comportement et de communication. Les aides-soignants doivent être formés à reconnaître les signes de détresse psychologique et à intervenir de manière calme et rassurante. Créer un environnement sûr et stable est essentiel pour ces patients. Il est également important de travailler en étroite collaboration avec les professionnels de la santé mentale pour élaborer des plans de soins qui intègrent des approches thérapeutiques appropriées.

Les patients issus de diverses cultures et origines ethniques apportent une riche diversité aux soins de santé, mais ils peuvent aussi avoir des besoins spécifiques liés à leurs croyances et pratiques culturelles. Les aides-soignants doivent être culturellement compétents, en s'efforçant de comprendre et de respecter les pratiques et croyances culturelles des patients. Cela peut inclure des préférences alimentaires, des rituels religieux, et des perceptions spécifiques de la maladie et du traitement. Utiliser des services d'interprétation et des ressources éducatives culturelles peut améliorer la communication et renforcer la confiance du patient dans le système de soins.

Les patients en situation de vulnérabilité socio-économique peuvent faire face à des obstacles supplémentaires pour accéder aux soins. Les aides-soignants doivent être sensibles aux défis liés à l'instabilité du logement, à la précarité alimentaire, et à l'accès limité aux ressources médicales. Fournir des informations sur les ressources disponibles, comme les programmes d'assistance sociale et les cliniques gratuites, peut aider à atténuer certaines de ces difficultés. Il est également crucial de traiter ces patients avec dignité et respect, en évitant toute stigmatisation ou discrimination.

Les patients en fin de vie nécessitent une approche empreinte de compassion et de respect. Les aides-soignants doivent offrir un soutien émotionnel non seulement au patient, mais aussi à sa famille, en facilitant la communication et en respectant les souhaits et préférences de fin de vie. Assurer le confort et la dignité du patient est une priorité, ce qui peut inclure la gestion de la douleur, la prévention des symptômes inconfortables et l'accompagnement psychologique.

La flexibilité et l'adaptabilité sont des qualités essentielles pour les aides-soignants face à la diversité des profils de patients. Ils doivent être capables d'ajuster rapidement leurs approches et techniques en fonction des besoins individuels, tout en maintenant des standards élevés de soins et de professionnalisme. Cette adaptabilité nécessite une formation continue, une réflexion sur les pratiques et une ouverture d'esprit pour apprendre et évoluer constamment.

- **La communication avec l'équipe médicale**
  - Transmission des informations et des observations

La transmission des informations et des observations est un aspect crucial du travail des aides-soignants, particulièrement dans un environnement dynamique comme les urgences. Une communication efficace et précise garantit que chaque membre de l'équipe soignante dispose des informations nécessaires pour fournir des soins cohérents, sécurisés et de haute qualité. La transmission des informations implique à la fois des compétences en communication orale et écrite, ainsi qu'une attention particulière aux détails et à la précision.

L'importance de la précision et de la clarté ne peut être sous-estimée. Les aides-soignants doivent s'assurer que toutes les informations transmises sont exactes et complètes. Cela inclut les signes vitaux, les symptômes observés, les interventions réalisées, les réponses aux traitements et les changements dans l'état du patient. Une documentation précise et exhaustive permet aux autres professionnels de santé de prendre des décisions éclairées et de suivre l'évolution du patient de manière continue.

La communication orale efficace est souvent nécessaire lors des changements de shift ou des interventions d'urgence. Les aides-soignants doivent être capables de transmettre rapidement et clairement les informations critiques. Utiliser une structure standardisée, comme la méthode SBAR (Situation, Background, Assessment, Recommendation), peut aider à organiser les informations de manière logique et cohérente :

- **Situation (Situation)** : Décrire brièvement la situation actuelle du patient. Par exemple, "Le patient présente une douleur thoracique aiguë depuis 20 minutes."
- **Background (Contexte)** : Fournir des informations contextuelles pertinentes. Par exemple, "Le patient a des antécédents de maladie coronarienne et de diabète."
- **Assessment (Évaluation)** : Partager les observations et les données cliniques. Par exemple, "La pression artérielle est de 140/90, le pouls est de 110 et la saturation en oxygène est de 92 %."
- **Recommendation (Recommandation)** : Suggérer les prochaines étapes ou interventions nécessaires. Par exemple, "Il est recommandé de réaliser un électrocardiogramme et d'administrer de l'oxygène."

La communication écrite, notamment via la documentation dans les dossiers médicaux, est tout aussi importante. Les aides-soignants doivent consigner toutes les informations pertinentes de manière détaillée et lisible. Cela inclut les interventions effectuées, les médicaments administrés, les réponses aux traitements et toute autre observation clinique significative. La documentation doit être faite en temps réel ou dès que possible après les interventions pour garantir que les informations sont fraîches et précises.

L'utilisation des outils technologiques peut grandement améliorer la transmission des informations. Les systèmes de dossiers médicaux électroniques (DME) permettent une mise à jour en temps réel des informations patient, accessible instantanément à tous les membres de l'équipe soignante. Les aides-soignants doivent être formés à l'utilisation de ces systèmes pour entrer les données de manière efficace et sécurisée, en respectant les protocoles de confidentialité et de sécurité des informations.

Les réunions de passation entre les équipes sont des moments clés pour la transmission des informations. Pendant ces réunions, les aides-soignants doivent présenter un résumé clair et concis de l'état de chaque patient, des interventions récentes et des points d'attention pour l'équipe suivante. Ces réunions permettent de poser des questions, de clarifier les informations et d'assurer une transition fluide et sans heurts des soins.

L'importance de l'écoute active pendant la transmission des informations ne doit pas être négligée. Les aides-soignants doivent non seulement communiquer leurs observations, mais aussi être attentifs aux questions et aux préoccupations des collègues. L'écoute active permet de s'assurer que toutes les informations transmises sont bien comprises et que les soins peuvent être poursuivis de manière cohérente.

La gestion des informations sensibles et confidentielles est également cruciale. Les aides-soignants doivent respecter strictement les règles de confidentialité et s'assurer que les informations sensibles sont partagées uniquement avec les personnes autorisées. Utiliser des moyens sécurisés pour transmettre les informations, comme les systèmes de messagerie internes sécurisés, est essentiel pour protéger la vie privée des patients.

La coordination interdisciplinaire est souvent nécessaire pour les patients présentant des conditions complexes. Les aides-soignants doivent collaborer avec différents spécialistes, tels que les médecins, les infirmières, les physiothérapeutes et les travailleurs sociaux, pour assurer une prise en charge holistique et coordonnée. La transmission efficace des informations entre ces disciplines permet d'éviter les doublons, de réduire les risques d'erreurs et d'assurer que toutes les dimensions des soins du patient sont prises en compte.

L'évaluation et l'amélioration continue des pratiques de transmission des informations sont importantes pour maintenir des standards élevés de soins. Les aides-soignants doivent participer aux évaluations de performance et aux formations continues pour améliorer leurs compétences en communication. Les retours d'expérience et les audits de qualité peuvent aider à identifier les domaines à améliorer et à mettre en place des pratiques exemplaires.

- Travail en équipe pluridisciplinaire

Le travail en équipe pluridisciplinaire est une composante essentielle des soins aux urgences. Dans ce contexte dynamique et souvent stressant, la collaboration efficace entre divers professionnels de santé est cruciale pour garantir une prise en charge globale et coordonnée des patients. Les aides-soignants jouent un rôle central dans cette équipe, en assurant la continuité des soins, en facilitant la communication et en soutenant les interventions médicales et paramédicales.

La coordination des soins est un aspect clé du travail en équipe pluridisciplinaire. Les aides-soignants collaborent étroitement avec les médecins, les infirmières, les physiothérapeutes, les travailleurs sociaux et d'autres spécialistes pour élaborer et mettre en œuvre des plans de soins adaptés aux besoins spécifiques de chaque patient. Cette coordination nécessite une communication claire et constante pour s'assurer que tous les membres de l'équipe sont informés des interventions en cours, des réponses du patient et des ajustements nécessaires aux traitements.

La communication efficace est au cœur de la collaboration interdisciplinaire. Les aides-soignants doivent être capables de transmettre rapidement et précisément les informations pertinentes aux autres membres de l'équipe. Utiliser des outils de communication structurés, comme la méthode SBAR (Situation, Background, Assessment, Recommendation), aide à organiser les informations de manière concise et compréhensible. Les réunions de passation, où les équipes se relayent, sont des moments cruciaux pour partager des informations détaillées sur l'état des patients et les interventions réalisées.

Le respect des compétences et des rôles de chacun est fondamental pour un travail d'équipe harmonieux. Chaque membre de l'équipe apporte une expertise unique et complémentaire. Les aides-soignants doivent reconnaître et valoriser les compétences spécifiques de leurs collègues, tout en étant conscients de leurs propres limites et en demandant de l'aide lorsque nécessaire. Cette reconnaissance mutuelle favorise un environnement de travail positif et collaboratif.

La flexibilité et l'adaptabilité sont des qualités essentielles dans une équipe pluridisciplinaire. Les situations aux urgences peuvent évoluer rapidement, nécessitant des ajustements immédiats dans les plans de soins. Les aides-soignants doivent être prêts à modifier leurs priorités et à réagir rapidement aux nouvelles informations ou aux changements dans l'état des patients. Cette flexibilité permet de s'adapter efficacement aux besoins fluctuants des patients et aux exigences de l'environnement de soins.

Le soutien mutuel et l'entraide sont des aspects importants du travail en équipe. Dans un contexte où le stress et la charge de travail peuvent être élevés, le soutien des collègues est crucial pour maintenir la motivation et le bien-être du personnel. Les aides-soignants doivent être prêts à offrir de l'aide et à solliciter du soutien en retour, créant ainsi un réseau de solidarité au sein de l'équipe. Cela peut inclure l'assistance dans les tâches cliniques, le partage de conseils pratiques ou simplement offrir une écoute attentive lors de moments de stress.

L'intégration des familles et des patients dans l'équipe soignante est également une dimension importante du travail en équipe pluridisciplinaire. Les aides-soignants jouent un rôle clé en facilitant la communication entre les patients, leurs familles et les professionnels de santé. Informer les familles sur les plans de soins, répondre à leurs questions et les impliquer dans les décisions concernant les soins de leur proche contribue à améliorer la qualité des soins et à renforcer la confiance et la satisfaction des patients.

La formation continue et le développement professionnel sont essentiels pour maintenir un haut niveau de compétence dans le travail en équipe pluridisciplinaire. Les aides-soignants doivent participer régulièrement à des formations sur les nouvelles pratiques et technologies, ainsi qu'à des ateliers de développement des compétences en communication et en collaboration. Les simulations et les exercices de cas pratiques sont particulièrement utiles pour renforcer les compétences en travail d'équipe et préparer les aides-soignants à gérer des situations complexes et imprévisibles.

L'évaluation et l'amélioration des pratiques de travail en équipe sont cruciales pour garantir une prise en charge optimale. Les aides-soignants doivent participer à des audits de qualité et à des réunions de débriefing pour discuter des cas complexes, des succès et des défis rencontrés. Ces discussions permettent d'identifier les domaines à améliorer et de mettre en place des stratégies pour optimiser la collaboration et les soins aux patients.

- **La communication avec les familles**
  - Annonce et explication de la situation

L'annonce et l'explication de la situation aux patients et à leurs familles est un aspect essentiel des soins aux urgences. Ce processus délicat exige des compétences en communication, de l'empathie et une grande sensibilité. Les aides-soignants, souvent en première ligne de cette interaction, jouent un rôle crucial pour transmettre les informations de manière claire, rassurante et compréhensible.

Préparer l'annonce est la première étape pour garantir que l'information soit bien reçue. Les aides-soignants doivent s'assurer qu'ils disposent de toutes les informations nécessaires sur l'état du patient avant de commencer. Cela inclut comprendre les diagnostics, les traitements en cours, les interventions prévues et les possibles évolutions. La préparation mentale est également importante : se rappeler d'être calme, empathique et patient.

Choisir le bon moment et le bon endroit pour faire l'annonce est essentiel. Il est préférable de trouver un lieu calme et privé, à l'écart du bruit et des distractions des urgences, où la conversation peut se dérouler sans interruption. S'assurer que les proches du patient sont présents, si possible, permet de renforcer le soutien émotionnel et de s'assurer que tout le monde reçoit la même information.

Commencer par une introduction claire permet de préparer le terrain pour la suite de la conversation. Les aides-soignants doivent se présenter et expliquer leur rôle, puis donner un bref aperçu de ce qui sera discuté. Par exemple : "Je suis [nom], l'aide-soignant en charge de [nom du patient]. Je voudrais vous parler de son état actuel et des prochaines étapes du traitement."

Utiliser un langage simple et compréhensible est crucial. Les termes médicaux et le jargon technique peuvent être déroutants et effrayants pour les patients et leurs familles. Les aides-soignants doivent s'efforcer de parler en termes simples, en expliquant les concepts médicaux de manière claire et accessible. Par exemple, au lieu de dire "Votre parent a une fibrillation auriculaire", on pourrait dire "Le cœur de votre parent bat de manière irrégulière."

Être honnête et transparent tout en restant empathique est fondamental. Il est important de ne pas minimiser la gravité de la situation, mais aussi de ne pas causer de panique inutile. Expliquer la situation de manière factuelle, en prenant soin de rassurer et de répondre aux questions, aide à établir une relation de confiance. Par exemple : "Votre parent a subi une crise cardiaque. Nous avons administré les premiers traitements pour stabiliser son état et nous allons maintenant le surveiller de près pour voir comment il réagit."

Encourager les questions et fournir des réponses claires aide à dissiper les craintes et les malentendus. Les aides-soignants doivent inviter les patients et leurs familles à poser des questions et prendre le temps d'y répondre de manière exhaustive. Par exemple : "Avez-vous des questions sur ce que je viens de vous expliquer ? Y a-t-il quelque chose que vous aimeriez que je clarifie ?"

Utiliser des supports visuels peut être très utile. Les schémas, les diagrammes ou les brochures peuvent aider à illustrer des points complexes et rendre l'information plus accessible. Les aides-soignants peuvent utiliser ces outils pour montrer, par exemple, où se situe une blessure ou comment un traitement fonctionne.

Fournir un soutien émotionnel est aussi important que fournir des informations factuelles. Les aides-soignants doivent être attentifs aux signes de détresse émotionnelle et offrir un soutien approprié. Cela peut inclure un contact physique rassurant, comme poser une main sur l'épaule, ou simplement offrir des mots de réconfort. Par exemple : "Je comprends que c'est une situation très difficile. Nous sommes ici pour vous aider et pour faire tout notre possible pour le bien de votre parent."

Suivre l'évolution de la situation et continuer à communiquer régulièrement est crucial pour maintenir la confiance et la coopération. Les aides-soignants doivent fournir des mises à jour régulières sur l'état du patient et les prochaines étapes du traitement. Cette communication continue permet aux familles de se sentir impliquées et informées, réduisant ainsi leur anxiété.

Documenter la communication est une étape importante pour s'assurer que toutes les informations ont été transmises et comprises. Les aides-soignants doivent noter les points clés de la conversation dans le dossier médical du patient, y compris les questions posées et les réponses fournies. Cela permet de garantir une continuité des soins et de s'assurer que tous les membres de l'équipe médicale sont informés des échanges.

- Soutien et accompagnement psychologique

Le soutien et l'accompagnement psychologique aux urgences sont des éléments essentiels pour assurer le bien-être émotionnel des patients et de leurs familles. Les aides-soignants jouent un rôle central dans ce processus, en offrant une écoute empathique, des encouragements rassurants et des interventions appropriées pour aider les individus à faire face aux situations de stress et de crise.

L'écoute active et l'empathie sont les fondements du soutien psychologique. Les aides-soignants doivent être présents et attentifs aux besoins émotionnels des patients, en leur permettant de s'exprimer librement sur leurs peurs, leurs préoccupations et leurs expériences. Cette écoute attentive nécessite de poser des questions ouvertes, de reformuler les propos du patient pour montrer que l'on comprend et de valider leurs émotions sans jugement. Par exemple, dire "Je comprends que cette situation est très stressante pour vous" peut aider à apaiser le patient et à instaurer un climat de confiance.

La reconnaissance des signes de détresse émotionnelle est cruciale pour intervenir de manière appropriée. Les aides-soignants doivent être formés à repérer les signes de stress, d'anxiété, de dépression et de panique. Ces signes peuvent inclure des pleurs, de l'agitation, des changements dans les habitudes de sommeil ou d'alimentation, et des comportements de retrait. Identifier ces signes permet aux aides-soignants d'agir rapidement pour offrir le soutien nécessaire.

Offrir un soutien verbal rassurant est une technique clé pour apaiser les patients. Les aides-soignants doivent utiliser des mots et des phrases rassurantes pour aider les patients à se sentir en sécurité et soutenus. Des phrases comme "Vous n'êtes pas seul, nous sommes ici pour vous aider" ou "Nous faisons tout notre possible pour vous soigner" peuvent avoir un effet calmant et réconfortant. Il est important d'adapter le langage en fonction de l'âge et de la compréhension du patient, en utilisant des termes simples et accessibles.

Créer un environnement apaisant contribue également à réduire le stress des patients. Les aides-soignants peuvent aider à créer un espace calme en limitant le bruit, en fournissant des couvertures ou des coussins pour le confort, et en s'assurant que les lumières ne sont pas trop vives. Des gestes simples comme ajuster la position du lit pour améliorer le confort du patient ou fournir un verre d'eau peuvent aussi faire une grande différence.

La présence physique et le contact rassurant peuvent apporter un réconfort significatif. Parfois, un contact physique léger et approprié, comme poser une main sur l'épaule du patient, peut transmettre un sentiment de soutien et de sécurité. Il est essentiel de respecter les limites personnelles et culturelles de chaque patient en matière de contact physique, en demandant toujours la permission avant de toucher quelqu'un.

Impliquer les proches dans le processus de soutien est souvent bénéfique pour le patient. Les aides-soignants doivent encourager la présence des membres de la famille et les inclure dans les discussions sur les soins. Les proches peuvent offrir un soutien émotionnel supplémentaire et aider à rassurer le patient. Par exemple, permettre à un membre de la famille de rester auprès du patient pendant les procédures médicales peut réduire l'anxiété du patient.

Fournir des informations claires et précises aide à réduire l'incertitude et l'anxiété des patients et de leurs familles. Les aides-soignants doivent expliquer les procédures, les diagnostics et les plans de traitement de manière compréhensible, en répondant à toutes les questions de manière honnête et directe. Une bonne communication permet de rassurer les patients et de leur donner un sentiment de contrôle sur leur situation.

Utiliser des techniques de relaxation peut également être bénéfique pour les patients en détresse. Les aides-soignants peuvent guider les patients à travers des exercices de respiration profonde, de méditation ou de relaxation musculaire progressive. Ces techniques aident à réduire les niveaux de stress et à calmer l'esprit.

L'accès aux ressources de soutien professionnel est crucial pour les patients nécessitant une aide psychologique plus approfondie. Les aides-soignants doivent être en mesure de référer les patients à des psychologues, des travailleurs sociaux ou des conseillers disponibles dans l'hôpital. Ces professionnels peuvent fournir un soutien plus spécialisé et des interventions thérapeutiques adaptées aux besoins spécifiques du patient.

Le suivi continu est une partie essentielle du soutien psychologique. Les aides-soignants doivent surveiller l'évolution de l'état émotionnel des patients et offrir un soutien continu tout au long de leur séjour aux urgences. Cela peut inclure des vérifications régulières pour s'assurer que le patient se sent bien et pour répondre à toute nouvelle préoccupation qui pourrait surgir.

La formation et le développement professionnel en soutien psychologique sont essentiels pour les aides-soignants. Participer à des formations continues sur les techniques de communication, la gestion du stress et l'empathie permet aux aides-soignants de renforcer leurs compétences et de rester à jour avec les meilleures pratiques en matière de soutien psychologique.

Chapitre 6
Les Protocoles et Procédures

- **Les protocoles de soins**
  - Suivi des protocoles pour les différents types de soins

Le suivi des protocoles pour les différents types de soins est une composante essentielle de la pratique des aides-soignants aux urgences. Les protocoles garantissent que les soins sont dispensés de manière cohérente, sécurisée et efficace, en s'appuyant sur les meilleures pratiques et les preuves scientifiques disponibles. Ils couvrent un large éventail de situations cliniques, de la prise en charge des urgences vitales à la gestion des soins de routine, et sont essentiels pour maintenir la qualité et la sécurité des soins.

L'importance des protocoles réside dans leur capacité à standardiser les soins, minimisant ainsi les variations et les erreurs potentielles. Les aides-soignants doivent comprendre et maîtriser ces protocoles pour chaque type de soin qu'ils sont amenés à fournir. Cela inclut la formation initiale, la révision régulière des procédures et la mise à jour continue des connaissances pour s'assurer que les pratiques restent conformes aux normes les plus récentes.

Prise en charge des urgences vitales est l'un des domaines où les protocoles sont les plus cruciaux. Par exemple, dans la gestion de l'arrêt cardiaque, les aides-soignants doivent suivre les protocoles de réanimation cardio-pulmonaire (RCP) de manière rigoureuse. Cela inclut l'initiation immédiate des compressions thoraciques, l'utilisation appropriée du défibrillateur externe automatisé (DEA), et l'administration de médicaments selon les directives établies. Les protocoles définissent également les rôles et les responsabilités de chaque membre de l'équipe, assurant une coordination efficace et une intervention rapide.

Gestion des polytraumatismes nécessite également un respect strict des protocoles. Les aides-soignants doivent utiliser le système ABCDE (Airway, Breathing, Circulation, Disability, Exposure) pour évaluer et stabiliser les patients. Chaque étape de ce protocole est conçue pour identifier et traiter les problèmes vitaux dans un ordre de priorité, garantissant que les interventions les plus urgentes sont réalisées en premier. Par exemple, assurer la perméabilité des voies respiratoires avant de passer à la gestion de la circulation sanguine.

Soins des fractures et des plaies impliquent des protocoles spécifiques pour chaque type de blessure. Pour les fractures, les protocoles peuvent inclure l'immobilisation immédiate avec des attelles ou des écharpes, l'administration de médicaments contre la douleur et l'évaluation des complications potentielles comme les lésions nerveuses ou vasculaires. Pour les plaies, les étapes comprennent le nettoyage antiseptique, l'évaluation de la profondeur et de l'étendue de la plaie, la fermeture par suture si nécessaire et la mise en place de pansements stériles.

Gestion des infections est un autre domaine où les protocoles sont essentiels. Les aides-soignants doivent suivre des procédures rigoureuses pour prévenir la transmission des infections, telles que le lavage des mains, l'utilisation des équipements de protection individuelle (EPI), et la gestion appropriée des déchets médicaux. En cas de suspicion d'infection, les protocoles peuvent inclure des prélèvements pour analyse, l'administration d'antibiotiques selon les recommandations, et la surveillance des signes de sepsis.

Soutien psychologique et gestion de la douleur nécessitent également des protocoles clairs. Les aides-soignants doivent être formés à utiliser des outils d'évaluation de la douleur pour mesurer l'intensité de la douleur chez les patients et à administrer des analgésiques de manière sûre et efficace. Les protocoles de soutien psychologique peuvent inclure des techniques de communication empathique, des stratégies de gestion du stress et l'implication des familles dans le processus de soins.

Suivi des soins postopératoires et de réhabilitation est un autre domaine clé. Les aides-soignants doivent suivre des protocoles pour surveiller les signes de complications postopératoires, comme les infections de plaies ou les thromboses veineuses profondes, et pour assister les patients dans leur réhabilitation.

Cela peut inclure des exercices de mobilisation précoce, la gestion de la douleur post-opératoire et la surveillance des signes vitaux.

Documentation et communication sont des éléments essentiels de tous les protocoles de soins. Les aides-soignants doivent enregistrer toutes les interventions et observations de manière précise et complète dans le dossier médical du patient. Une communication efficace avec les autres membres de l'équipe de soins est également cruciale pour assurer la continuité et la cohérence des soins. Cela inclut les transmissions lors des changements de service et les réunions de coordination.

Formation continue et évaluation des pratiques sont nécessaires pour garantir que les aides-soignants restent compétents et à jour avec les protocoles les plus récents. Participer à des formations régulières, des simulations de cas et des audits de pratiques permet d'identifier les domaines à améliorer et de renforcer les compétences. Les retours d'expérience et les discussions sur les cas complexes aident à affiner les protocoles et à améliorer la qualité des soins.

o Importance de la rigueur et de la précision

La rigueur et la précision sont des qualités fondamentales pour les aides-soignants, particulièrement dans le contexte exigeant des urgences. Ces qualités garantissent que les soins prodigués sont efficaces, sécurisés et adaptés aux besoins spécifiques de chaque patient. La rigueur et la précision ne se limitent pas à l'application des techniques médicales, mais s'étendent également à la communication, à la documentation et à la gestion de chaque aspect des soins.

La rigueur dans les pratiques cliniques est essentielle pour assurer la qualité des soins. Les aides-soignants doivent suivre des protocoles et des procédures standardisés pour chaque type de soin, qu'il s'agisse de la réanimation cardio-pulmonaire, de la gestion des fractures ou de l'administration de médicaments. Cette rigueur permet de minimiser les risques d'erreurs et d'assurer que chaque patient reçoit un traitement conforme aux meilleures pratiques médicales. Par exemple, lors de la prise des signes vitaux, les aides-soignants doivent être méticuleux et suivre une méthode standardisée pour garantir des mesures précises et fiables.

La précision dans les interventions est cruciale pour éviter les erreurs et les complications. Chaque geste technique doit être exécuté avec soin, en tenant compte des spécificités du patient. Lors de l'administration d'un médicament, la précision dans la dose, la voie d'administration et le moment de l'administration est essentielle pour garantir l'efficacité du traitement et prévenir les effets secondaires indésirables. Par exemple, une erreur dans la dose d'un médicament potentiellement dangereux peut avoir des conséquences graves pour le patient.

La communication précise et claire entre les membres de l'équipe soignante est indispensable pour assurer la continuité des soins. Les aides-soignants doivent transmettre des informations complètes et exactes lors des changements de service, des réunions de coordination et des consultations avec d'autres professionnels de santé. Utiliser des outils de communication structurés, comme la méthode SBAR (Situation, Background, Assessment, Recommendation), permet de s'assurer que toutes les informations pertinentes sont partagées de manière cohérente et compréhensible.

La documentation rigoureuse et exhaustive est un aspect crucial des soins de santé. Chaque intervention, observation et réponse du patient doit être consignée de manière détaillée dans le dossier médical. Cette documentation permet de suivre l'évolution du patient, de coordonner les interventions et d'assurer la traçabilité des soins prodigués. Une documentation précise est également essentielle pour des raisons légales et pour garantir la qualité des soins dans les audits de performance.

L'importance de la rigueur et de la précision dans la gestion des équipements médicaux ne peut être sous-estimée. Les aides-soignants doivent s'assurer que tous les équipements utilisés sont correctement calibrés, stérilisés et fonctionnent correctement. Une vérification régulière et rigoureuse de l'équipement médical réduit les risques de défaillances techniques qui pourraient compromettre la sécurité des patients. Par exemple, s'assurer que le défibrillateur est en bon état de fonctionnement et que les batteries sont chargées peut faire la différence dans une situation d'urgence vitale.

La formation continue et l'auto-évaluation jouent un rôle clé dans le maintien de la rigueur et de la précision. Les aides-soignants doivent participer à des formations régulières pour se tenir au courant des nouvelles pratiques et des avancées technologiques. L'auto-évaluation et la réflexion sur les pratiques permettent d'identifier les domaines à améliorer et de développer des stratégies pour maintenir des standards élevés de qualité et de sécurité. Participer à des simulations de cas et à des exercices pratiques aide également à renforcer ces compétences.

L'importance de la rigueur et de la précision dans l'interaction avec les patients est également cruciale. Les aides-soignants doivent écouter attentivement les préoccupations des patients, répondre à leurs questions de manière claire et précise, et les impliquer dans les décisions concernant leurs soins. Une communication précise aide à renforcer la confiance des patients et à améliorer leur coopération avec les traitements.

La rigueur et la précision dans la gestion des urgences sont particulièrement importantes. Dans des situations critiques, chaque seconde compte, et la moindre erreur peut avoir des conséquences graves. Les aides-soignants doivent être capables de maintenir un haut niveau de précision et de rigueur même sous pression, en suivant les protocoles d'urgence et en restant concentrés sur la tâche à accomplir. Par exemple, lors de la gestion d'un polytraumatisé, il est crucial de suivre systématiquement le protocole ABCDE pour évaluer et traiter les problèmes vitaux dans l'ordre de priorité.

L'impact de la rigueur et de la précision sur la qualité des soins est significatif. En suivant des pratiques rigoureuses et précises, les aides-soignants contribuent à réduire les erreurs médicales, à améliorer les résultats pour les patients et à garantir un haut niveau de sécurité dans les soins. Ces qualités permettent également de maintenir la confiance des patients et des familles dans le système de santé, en leur assurant que les soins prodigués sont fiables et de haute qualité.

- **Les procédures d'urgence**
    - Mise en place des procédures en situation critique

La mise en place des procédures en situation critique est une compétence indispensable pour les aides-soignants, particulièrement dans le cadre des urgences où la rapidité, la précision et la coordination sont essentielles pour sauver des vies. Les situations critiques peuvent inclure des arrêts cardiaques, des polytraumatismes, des crises convulsives sévères, ou des réactions allergiques aiguës. Pour chaque type de situation, il existe des protocoles spécifiques que les aides-soignants doivent maîtriser et appliquer rigoureusement.

L'identification rapide de la situation critique est la première étape. Les aides-soignants doivent être vigilants et capables de reconnaître les signes précurseurs de détérioration clinique. Par exemple, dans le cas d'un arrêt cardiaque, les signes incluent une perte de conscience soudaine, une absence de pouls et des arrêts respiratoires. La capacité à identifier rapidement ces signes permet de déclencher immédiatement les protocoles d'urgence appropriés.

L'activation du code d'urgence est une étape cruciale. Dès que la situation critique est identifiée, les aides-soignants doivent activer le code d'urgence pour mobiliser l'équipe de réanimation. Cela implique d'utiliser les systèmes d'appel d'urgence de l'hôpital, tels que les interphones ou les téléphones d'urgence, et de communiquer clairement la nature de l'urgence et la localisation exacte. Cette rapidité de communication permet d'assurer que l'équipe médicale arrive sur place le plus rapidement possible.

La mise en œuvre des premiers gestes de secours est essentielle pour stabiliser le patient en attendant l'arrivée de l'équipe de réanimation. Les aides-soignants doivent commencer les manœuvres de réanimation cardio-pulmonaire (RCP) immédiatement en cas d'arrêt cardiaque, en suivant les protocoles établis pour les compressions thoraciques et les ventilations. Si un défibrillateur externe automatisé (DEA) est disponible, il doit être utilisé sans délai pour analyser le rythme cardiaque et administrer un choc si nécessaire.

La gestion des voies respiratoires est une priorité dans de nombreuses situations critiques. Les aides-soignants doivent assurer la perméabilité des voies respiratoires en utilisant des techniques telles que la méthode de la mâchoire tirée en avant (jaw thrust) ou la tête en arrière-menton levé. L'utilisation de dispositifs de maintien des voies respiratoires, tels que les canules oropharyngées ou nasopharyngées, peut être nécessaire. En cas de détresse respiratoire sévère, une ventilation manuelle avec un ballon autoremplisseur peut être indispensable.

Le contrôle des hémorragies est crucial dans les situations de polytraumatismes. Les aides-soignants doivent appliquer des pansements compressifs, des garrots ou des dispositifs d'hémostase pour contrôler les saignements externes. Il est également important de surveiller les signes de choc hypovolémique, tels que la tachycardie, l'hypotension et la pâleur, et de préparer l'administration de fluides intraveineux pour maintenir la perfusion sanguine.

L'évaluation et le suivi continus sont essentiels pour adapter les interventions en fonction de l'évolution de l'état du patient. Les aides-soignants doivent surveiller en permanence les signes vitaux, notamment la fréquence cardiaque, la pression artérielle, la saturation en oxygène et la fréquence respiratoire. Cette surveillance permet de détecter rapidement toute détérioration et d'ajuster les soins en conséquence.

La communication et la coordination avec l'équipe médicale sont fondamentales pour assurer une prise en charge cohérente et efficace. Les aides-soignants doivent transmettre clairement et rapidement les informations pertinentes aux médecins, infirmières et autres professionnels de santé. Utiliser des outils de communication structurés, tels que la méthode SBAR (Situation, Background, Assessment, Recommendation), aide à organiser les informations de manière logique et à garantir que rien d'important n'est omis.

La documentation précise de toutes les interventions et observations est cruciale pour assurer la traçabilité des soins et pour permettre aux équipes suivantes de comprendre ce qui a été fait. Les aides-soignants doivent consigner les détails des manœuvres de réanimation, les médicaments administrés, les réponses du patient et toute autre information pertinente dans le dossier médical.

La formation continue et les simulations de cas pratiques sont indispensables pour maintenir un haut niveau de compétence en gestion des situations critiques. Les aides-soignants doivent participer régulièrement à des sessions de formation, des exercices de simulation et des débriefings pour renforcer leurs compétences et se préparer aux urgences. Les simulations permettent de pratiquer les protocoles dans un environnement contrôlé, de recevoir des retours constructifs et d'améliorer la coordination en équipe.

Le soutien émotionnel pour les patients et leurs familles est également une part importante de la prise en charge des situations critiques. Les aides-soignants doivent être capables de fournir un soutien empathique, d'expliquer la situation de manière claire et rassurante, et d'impliquer les familles dans les décisions concernant les soins lorsque c'est approprié. La capacité à offrir un soutien émotionnel peut aider à apaiser l'anxiété et à renforcer la confiance des patients et de leurs proches.

- Simulation et entraînement régulier

La simulation et l'entraînement régulier sont des éléments essentiels pour le développement et le maintien des compétences des aides-soignants, surtout dans un environnement aussi exigeant que les urgences. Ces pratiques permettent de perfectionner les techniques, d'améliorer la coordination en équipe et de renforcer la capacité à gérer des situations complexes et imprévues avec efficacité et confiance.

L'importance de la simulation réside dans sa capacité à offrir un environnement contrôlé où les aides-soignants peuvent pratiquer et affiner leurs compétences sans risquer la sécurité des patients. Les scénarios de simulation reproduisent des situations cliniques réalistes, allant des arrêts cardiaques aux polytraumatismes, en passant par la gestion des crises convulsives et des réactions allergiques sévères. En s'entraînant dans un cadre simulé, les aides-soignants peuvent apprendre de leurs erreurs, recevoir des retours immédiats et ajuster leurs techniques pour améliorer la qualité des soins.

La mise en place de simulations efficaces nécessite une planification rigoureuse et l'utilisation de technologies avancées. Les mannequins haute-fidélité, les logiciels de simulation et les environnements de réalité virtuelle permettent de créer des scénarios réalistes qui peuvent être modifiés en temps réel pour introduire de nouvelles variables et défis. Ces outils fournissent une expérience immersive qui aide les aides-soignants à développer des compétences techniques et non techniques, telles que la prise de décision sous pression, la communication en équipe et la gestion du stress.

Les avantages de la simulation incluent l'amélioration de la compétence technique, la familiarité avec les équipements médicaux et la capacité à appliquer les protocoles de manière précise et cohérente. Par exemple, les simulations de réanimation cardio-pulmonaire permettent aux aides-soignants de pratiquer les compressions thoraciques et l'utilisation du défibrillateur externe automatisé (DEA) jusqu'à ce qu'ils maîtrisent parfaitement ces techniques vitales. De plus, les simulations permettent d'explorer des scénarios rares mais critiques, préparant ainsi les aides-soignants à réagir rapidement et efficacement lorsqu'ils se produisent dans la réalité.

L'entraînement régulier est également crucial pour maintenir et améliorer les compétences acquises. La répétition et la pratique continue renforcent la mémoire musculaire et la confiance en soi, ce qui est essentiel pour réagir de manière appropriée dans des situations de haute pression. Les aides-soignants doivent participer à des sessions d'entraînement programmées, incluant des exercices de simulation, des ateliers pratiques et des formations théoriques. Ce cycle d'apprentissage continu permet de maintenir un niveau élevé de préparation et de compétence clinique.

La collaboration interdisciplinaire est un autre avantage clé de la simulation et de l'entraînement régulier. Les aides-soignants peuvent pratiquer aux côtés de médecins, d'infirmières et d'autres professionnels de la santé, renforçant ainsi la communication et la coordination en équipe. Les simulations d'équipe permettent de comprendre les rôles et les responsabilités de chacun, d'améliorer les processus de travail et de développer une cohésion qui se traduit par une meilleure prise en charge des patients.

Les débriefings après les simulations sont une composante essentielle du processus d'apprentissage. Ces sessions permettent aux participants de réfléchir sur leurs performances, de discuter des erreurs commises et des réussites, et de recevoir des retours constructifs de la part des instructeurs et des pairs. Le débriefing favorise une culture de l'amélioration continue, encourageant les aides-soignants à reconnaître leurs forces et à identifier les domaines où ils peuvent s'améliorer.

L'intégration des nouvelles pratiques et technologies dans les sessions de simulation et d'entraînement est également cruciale. Les avancées en médecine et en technologie médicale évoluent rapidement, et les aides-soignants doivent être à jour avec les dernières techniques et équipements. Par exemple, la formation sur l'utilisation des dispositifs d'échographie au point de service ou des systèmes de surveillance avancée peut être intégrée dans les scénarios de simulation pour familiariser les aides-soignants avec ces outils.

L'évaluation des compétences est un aspect important de la simulation et de l'entraînement régulier. Les aides-soignants doivent être évalués de manière objective pour s'assurer qu'ils possèdent les compétences nécessaires pour fournir des soins de haute qualité. Les évaluations peuvent inclure des examens pratiques, des tests de connaissances et des observations directes lors des simulations. Les résultats de ces évaluations permettent d'identifier les besoins de formation supplémentaires et de personnaliser les programmes de développement professionnel.

La documentation et le suivi des progrès des aides-soignants sont également essentiels pour un programme d'entraînement efficace. En tenant des dossiers détaillés des sessions de formation, des évaluations et des progrès individuels, les gestionnaires peuvent mieux planifier les besoins en formation et s'assurer que tous les membres de l'équipe atteignent et maintiennent des standards élevés de compétence clinique.

Chapitre 7
Éthique et Déontologie aux Urgences

- **Les principes éthiques fondamentaux**
  - Respect de la dignité du patient

Le respect de la dignité du patient est un principe fondamental des soins de santé, particulièrement aux urgences où les patients sont souvent dans des situations de vulnérabilité extrême. Les aides-soignants jouent un rôle crucial dans la protection et la promotion de la dignité des patients en adoptant des comportements empreints de respect, d'empathie et de compassion. Cette approche contribue non seulement à améliorer l'expérience des patients, mais aussi à leur rétablissement et à leur bien-être global.

L'écoute active et l'empathie sont des éléments clés pour respecter la dignité du patient. Les aides-soignants doivent être présents et attentifs aux besoins et aux préoccupations des patients, en prenant le temps de les écouter sans les interrompre. Cela implique de montrer un intérêt sincère pour leurs sentiments, leurs craintes et leurs attentes. En reformulant les propos des patients pour s'assurer de bien comprendre et en validant leurs émotions, les aides-soignants peuvent créer un environnement de confiance et de respect mutuel.

La confidentialité et la discrétion sont essentielles pour préserver la dignité des patients. Les aides-soignants doivent veiller à ce que les informations médicales et personnelles des patients soient protégées et partagées uniquement avec les membres de l'équipe de soins qui en ont besoin pour leur prise en charge. Cela inclut parler à voix basse lorsque des informations sensibles sont discutées et utiliser des écrans ou des rideaux pour assurer l'intimité lors des examens ou des procédures. Respecter la confidentialité contribue à renforcer la confiance des patients dans le système de soins et à protéger leur dignité.

L'autonomie et la participation des patients doivent être encouragées autant que possible. Les aides-soignants doivent impliquer les patients dans les décisions concernant leurs soins, en leur fournissant des informations claires et compréhensibles sur leur état de santé, les options de traitement et les risques et avantages associés. Encourager les patients à poser des questions et à exprimer leurs préférences permet de respecter leur autonomie et de les rendre acteurs de leur propre santé. Par exemple, demander au patient comment il préfère recevoir ses soins ou lui donner le choix entre différentes options de traitement peut contribuer à préserver sa dignité.

La prise en compte des préférences culturelles et personnelles est également cruciale pour respecter la dignité des patients. Les aides-soignants doivent être sensibles aux croyances, aux pratiques culturelles et aux valeurs des patients, et adapter leurs soins en conséquence. Cela peut inclure des considérations telles que les préférences alimentaires, les rituels religieux ou les pratiques de communication. Par exemple, respecter les préférences alimentaires d'un patient en fonction de ses convictions religieuses ou s'assurer qu'il puisse observer ses rituels religieux contribue à honorer sa dignité et son identité culturelle.

Le respect de l'intimité physique est une autre dimension importante de la dignité. Les aides-soignants doivent veiller à ce que les patients soient couverts autant que possible pendant les examens et les procédures, et expliquer chaque étape avant de la réaliser pour éviter toute surprise ou inconfort. Demander la permission avant de toucher un patient et s'assurer de son consentement éclairé est essentiel. Ces pratiques montrent que l'aides-soignant respecte le corps et l'espace personnel du patient.

La communication claire et respectueuse est essentielle pour maintenir la dignité du patient. Les aides-soignants doivent utiliser un langage simple et éviter le jargon médical lorsque cela est possible. Parler au patient avec courtoisie et respect, utiliser son nom et établir un contact visuel montrent que chaque patient est traité comme un individu unique et valorisé. De plus, répondre aux questions des patients avec patience et clarté contribue à réduire leur anxiété et à les aider à se sentir respectés et pris en charge.

La gestion de la douleur et du confort est cruciale pour respecter la dignité des patients. Les aides-soignants doivent être attentifs aux signes de douleur et de détresse et agir rapidement pour les soulager. Cela peut inclure l'administration de médicaments contre la douleur, l'ajustement de la position du patient pour plus de confort et l'utilisation de techniques de relaxation. Un patient qui se sent physiquement confortable est plus susceptible de se sentir respecté et digne.

Le soutien émotionnel est également un aspect essentiel du respect de la dignité. Les aides-soignants doivent offrir un soutien émotionnel en étant présents, en écoutant activement et en montrant de l'empathie. Des gestes simples comme tenir la main du patient, offrir des paroles réconfortantes et montrer de la compassion peuvent grandement améliorer l'expérience des soins. Reconnaître la détresse émotionnelle des patients et leur offrir un soutien adapté contribue à préserver leur dignité.

L'importance de la formation continue pour les aides-soignants ne peut être sous-estimée. Participer régulièrement à des formations sur les compétences en communication, la gestion de la douleur, la sensibilité culturelle et les soins centrés sur le patient permet aux aides-soignants de rester à jour avec les meilleures pratiques et de renforcer leur capacité à respecter la dignité des patients. La réflexion personnelle et les retours d'expérience sont également importants pour développer une pratique de soins toujours plus respectueuse et humaine.

- Confidentialité et respect de la vie privée

La confidentialité et le respect de la vie privée des patients sont des principes fondamentaux dans le domaine des soins de santé, particulièrement aux urgences où les patients se trouvent souvent dans des situations vulnérables. Les aides-soignants jouent un rôle crucial dans la protection de ces droits, assurant que les informations personnelles et médicales des patients sont traitées avec le plus grand soin et discrétion.

Le respect de la confidentialité commence par la reconnaissance de l'importance de la vie privée des patients. Les aides-soignants doivent comprendre que chaque patient a le droit de contrôler qui a accès à ses informations personnelles et médicales. Cela inclut non seulement les données écrites et électroniques, mais aussi les conversations et les observations cliniques. Le respect de la confidentialité implique de ne partager ces informations qu'avec les professionnels de santé directement impliqués dans les soins du patient et uniquement dans la mesure nécessaire pour assurer une prise en charge appropriée.

L'accès sécurisé aux informations médicales est une composante essentielle de la confidentialité. Les aides-soignants doivent utiliser des systèmes informatiques sécurisés pour accéder aux dossiers médicaux des patients et s'assurer que leurs identifiants de connexion ne sont jamais partagés. Ils doivent également veiller à ce que les écrans d'ordinateur ne soient pas visibles par des personnes non autorisées et que les dossiers papier soient stockés dans des lieux sécurisés. L'utilisation de mots de passe robustes et le respect des protocoles de sécurité informatique contribuent à protéger les informations sensibles.

La discrétion dans les conversations est cruciale pour maintenir la confidentialité des patients. Les aides-soignants doivent être conscients de leur environnement lorsqu'ils discutent des cas des patients. Les discussions sur les patients ne doivent jamais avoir lieu dans des espaces publics ou à portée d'oreille d'autres patients, visiteurs ou personnel non impliqué dans les soins. Lorsque des conversations confidentielles sont nécessaires, elles doivent se dérouler dans des zones privées et sécurisées.

L'utilisation de rideaux et de paravents pour préserver l'intimité physique des patients est une pratique courante mais essentielle. Lors des examens ou des procédures, les aides-soignants doivent toujours utiliser des rideaux ou des paravents pour s'assurer que le patient est à l'abri des regards indiscrets. Cela aide non seulement à protéger la dignité du patient mais aussi à respecter son besoin d'intimité. De plus, il est important de frapper à la porte ou de demander la permission avant d'entrer dans la chambre d'un patient.

Le consentement éclairé est un autre aspect fondamental du respect de la vie privée. Les aides-soignants doivent s'assurer que les patients comprennent clairement les procédures et les traitements proposés, ainsi que les raisons pour lesquelles leurs informations personnelles peuvent être partagées avec d'autres professionnels de santé. Obtenir le consentement éclairé signifie que le patient a été informé de manière compréhensible et qu'il a eu l'occasion de poser des questions. Cette pratique respecte l'autonomie du patient et son droit de prendre des décisions éclairées concernant sa propre santé.

La gestion des dossiers médicaux doit également être effectuée avec le plus grand soin. Les aides-soignants doivent s'assurer que les dossiers médicaux sont complets, précis et accessibles uniquement aux personnes autorisées. Lors de la transmission des informations à d'autres professionnels de santé, il est essentiel de vérifier que les documents sont envoyés de manière sécurisée, par exemple en utilisant des systèmes de transfert de données encryptés ou des services de courrier sécurisé pour les documents papier.

Les discussions avec les familles nécessitent une approche délicate pour respecter la confidentialité. Les aides-soignants doivent obtenir le consentement du patient avant de partager des informations médicales avec les membres de la famille. Même lorsqu'il est approprié de partager des informations, il est important de le faire de manière respectueuse et discrète, en s'assurant que les conversations se déroulent dans des espaces privés et que seules les informations nécessaires sont partagées.

La formation continue et la sensibilisation à la confidentialité sont cruciales pour maintenir des standards élevés. Les aides-soignants doivent participer régulièrement à des sessions de formation sur la confidentialité et la protection des données, afin de rester informés des lois, des régulations et des meilleures pratiques en vigueur. Les discussions de cas pratiques et les études de situations permettent de renforcer la compréhension et l'application des principes de confidentialité dans divers contextes cliniques.

La gestion des violations de la confidentialité doit être prise très au sérieux. Les aides-soignants doivent connaître les procédures à suivre en cas de violation de la confidentialité, y compris la manière de signaler l'incident et les mesures à prendre pour remédier à la situation. Une réponse rapide et appropriée aux violations contribue à minimiser les dommages et à restaurer la confiance des patients.

L'empathie et le respect dans toutes les interactions renforcent la perception des patients que leur vie privée est respectée. Les aides-soignants doivent toujours traiter les patients avec dignité et respect, en étant attentifs à leurs besoins et préoccupations. Cela inclut non seulement les aspects médicaux, mais aussi la reconnaissance de l'importance de la vie privée et de la confidentialité dans le rétablissement et le bien-être global des patients.

- **Les dilemmes éthiques aux Urgences**
  - Prises de décision en situation critique

Les prises de décision en situation critique sont des moments déterminants pour les aides-soignants, particulièrement aux urgences où la rapidité, la précision et la capacité à agir sous pression sont essentielles pour sauver des vies. Ces décisions nécessitent une combinaison de connaissances approfondies, d'expérience pratique et de compétences en communication. Les aides-soignants doivent être capables d'évaluer rapidement les situations, de prioriser les interventions et de coordonner efficacement avec l'équipe médicale.

L'évaluation rapide et précise de la situation est la première étape cruciale. Les aides-soignants doivent utiliser leurs compétences d'observation pour identifier les signes vitaux critiques, les symptômes inquiétants et les changements soudains dans l'état du patient. Par exemple, en cas d'arrêt cardiaque, ils doivent immédiatement reconnaître l'absence de pouls et de respiration pour initier la réanimation cardio-pulmonaire (RCP). La capacité à effectuer cette évaluation rapidement et avec précision est essentielle pour prendre des décisions éclairées et immédiates.

L'application des protocoles d'urgence standardisés est essentielle pour assurer des interventions cohérentes et efficaces. Les aides-soignants doivent être bien formés aux protocoles d'urgence, comme ceux pour l'arrêt cardiaque, les polytraumatismes ou les réactions allergiques sévères. Ces protocoles fournissent des lignes directrices claires sur les étapes à suivre, les priorités à établir et les interventions à effectuer. Par exemple, en cas de choc anaphylactique, l'administration immédiate d'épinéphrine est cruciale et les aides-soignants doivent suivre les protocoles pour surveiller et traiter les symptômes.

La communication efficace et rapide avec l'équipe médicale est indispensable. En situation critique, les aides-soignants doivent être capables de transmettre rapidement et clairement les informations importantes aux médecins, aux infirmières et aux autres membres de l'équipe. Utiliser des techniques de communication structurées, comme la méthode SBAR (Situation, Background, Assessment, Recommendation), aide à organiser les informations de manière concise et à garantir que tout le monde comprend la situation et les actions à entreprendre.

La prise de décision en équipe est souvent nécessaire dans les situations critiques. Les aides-soignants doivent travailler en étroite collaboration avec les autres membres de l'équipe pour évaluer les options disponibles, discuter des interventions possibles et décider des meilleures actions à entreprendre. Cette approche collaborative permet de tirer parti des connaissances et des expériences de chaque membre de l'équipe, améliorant ainsi la qualité des décisions prises. Par exemple, lors de la prise en charge d'un patient polytraumatisé, chaque membre de l'équipe peut apporter son expertise spécifique pour stabiliser le patient de manière globale.

La gestion du stress et du calme sous pression sont des compétences essentielles pour les aides-soignants en situation critique. Ils doivent être capables de rester calmes et concentrés, même lorsque la situation est chaotique et stressante. Cela implique de maîtriser des techniques de gestion du stress, comme la respiration profonde et la visualisation positive, et de maintenir une attitude professionnelle en toutes circonstances. La capacité à gérer le stress efficacement permet de prendre des décisions plus rationnelles et de coordonner les interventions de manière plus efficace.

La flexibilité et l'adaptabilité sont cruciales dans les situations critiques où les conditions peuvent changer rapidement. Les aides-soignants doivent être prêts à ajuster leurs plans en fonction de l'évolution de l'état du patient et des nouvelles informations disponibles. Cela peut inclure la réévaluation des priorités, la modification des interventions en cours ou la mise en place de nouvelles stratégies de traitement. Par exemple, si un patient en arrêt cardiaque ne répond pas à la RCP initiale, les aides-soignants doivent être prêts à utiliser des techniques avancées de réanimation ou à coordonner un transfert rapide vers une unité de soins intensifs.

La documentation rigoureuse des interventions et des décisions prises est essentielle pour assurer la continuité des soins et la traçabilité des actions. Les aides-soignants doivent consigner toutes les observations, les interventions réalisées, les médicaments administrés et les réponses du patient dans le dossier médical. Cette documentation permet de fournir un historique complet et précis des soins prodigués, facilitant ainsi la communication avec les autres membres de l'équipe médicale et la prise de décision future.

La formation continue et les simulations de cas sont cruciales pour renforcer les compétences en prise de décision en situation critique. Participer régulièrement à des sessions de formation, des exercices de simulation et des débriefings après les interventions réelles permet aux aides-soignants de développer leurs compétences, d'améliorer leurs pratiques et de rester à jour avec les dernières avancées médicales. Les simulations offrent un environnement contrôlé pour pratiquer et affiner les techniques de prise de décision, renforçant ainsi la confiance et la compétence des aides-soignants.

L'évaluation et l'amélioration continue des pratiques sont indispensables pour maintenir des standards élevés de qualité et de sécurité. Les aides-soignants doivent participer à des audits de performance, des réunions de revue des cas et des sessions de retour d'expérience pour identifier les points forts et les domaines à améliorer. Cette approche systématique de l'amélioration continue permet de développer des stratégies pour optimiser la prise de décision et de renforcer la qualité des soins prodigués.

o   Gestion des conflits d'intérêts

La gestion des conflits d'intérêts est une composante cruciale de l'éthique professionnelle en milieu médical, particulièrement pour les aides-soignants qui sont souvent au cœur de la relation patient-soignant. Un conflit d'intérêts survient lorsque des intérêts personnels, financiers ou professionnels pourraient influencer, ou sembler influencer, la prise de décision et le comportement des soignants, compromettant ainsi la qualité des soins et la confiance des patients.

Reconnaître les conflits d'intérêts est la première étape essentielle. Les aides-soignants doivent être formés à identifier les situations où leurs intérêts personnels ou ceux de leurs proches pourraient entrer en conflit avec leurs responsabilités professionnelles. Cela inclut des situations où ils pourraient bénéficier financièrement ou personnellement de décisions cliniques, d'interactions avec des fournisseurs de matériel médical ou de la recommandation de services spécifiques. Par exemple, recommander un traitement ou un produit médical d'une entreprise avec laquelle ils ont des liens personnels ou financiers représente un conflit d'intérêts.

Maintenir la transparence est crucial pour gérer les conflits d'intérêts. Les aides-soignants doivent divulguer tout intérêt personnel, financier ou professionnel qui pourrait influencer leur jugement ou leurs actions. Cette transparence peut se manifester par des déclarations écrites ou orales à leurs supérieurs hiérarchiques ou aux comités d'éthique de l'établissement. Une divulgation honnête permet d'évaluer l'étendue du conflit et de déterminer les mesures appropriées pour le gérer. Par exemple, un aide-soignant qui a des intérêts financiers dans une entreprise de dispositifs médicaux doit informer son employeur pour éviter toute apparence de favoritisme.

Éviter les situations de conflit autant que possible est une approche proactive. Les aides-soignants doivent s'abstenir de participer à des décisions ou des actions où ils ont un conflit d'intérêts potentiel. Cela peut inclure la délégation de certaines responsabilités à des collègues, la recherche de conseils externes ou le refus de cadeaux ou d'avantages de la part de fournisseurs de produits médicaux. Par exemple, un aide-soignant ne devrait pas être impliqué dans l'achat de fournitures médicales s'il a des relations personnelles ou financières avec le fournisseur.

Adopter des politiques institutionnelles claires sur la gestion des conflits d'intérêts aide à établir des lignes directrices pour tous les membres du personnel. Les établissements de santé doivent avoir des politiques spécifiques qui définissent ce qu'est un conflit d'intérêts, comment les déclarer, et quelles mesures doivent être prises pour les gérer. Ces politiques doivent être régulièrement révisées et communiquées à tout le personnel pour assurer une compréhension et une conformité cohérentes.

Encourager une culture d'intégrité et d'éthique au sein de l'équipe de soins est également crucial. Les aides-soignants doivent être encouragés à discuter ouvertement des conflits d'intérêts potentiels et à soutenir un environnement où la transparence et l'éthique sont valorisées. Les réunions d'équipe régulières et les formations en éthique professionnelle peuvent aider à renforcer cette culture. Par exemple, discuter de scénarios hypothétiques de conflits d'intérêts lors de sessions de formation peut préparer les aides-soignants à gérer ces situations de manière appropriée lorsqu'elles se présentent.

La supervision et l'évaluation régulière des pratiques permettent de détecter et de gérer les conflits d'intérêts de manière continue. Les superviseurs doivent être vigilants et prêts à intervenir lorsqu'un conflit d'intérêts est suspecté. Des audits périodiques et des évaluations de performance peuvent également aider à identifier les conflits potentiels et à assurer que les mesures appropriées sont prises pour les gérer.

Fournir un soutien et des ressources pour la gestion des conflits d'intérêts est essentiel. Les aides-soignants doivent avoir accès à des ressources, telles que des conseillers en éthique ou des comités d'éthique, pour les aider à naviguer dans les situations complexes. Offrir des formations continues et des supports éducatifs sur la gestion des conflits d'intérêts aide à maintenir un haut niveau de compétence et de vigilance.

L'impact des conflits d'intérêts sur la qualité des soins ne doit pas être sous-estimé. Un conflit d'intérêts mal géré peut nuire à la confiance des patients, compromettre la qualité des soins et porter atteinte à la réputation de l'établissement de santé. En adoptant des pratiques rigoureuses pour identifier, divulguer et gérer les conflits d'intérêts, les aides-soignants peuvent protéger l'intégrité de leur profession et assurer des soins de haute qualité.

La formation continue et le développement professionnel en gestion des conflits d'intérêts sont nécessaires pour renforcer les compétences des aides-soignants. Participer à des ateliers, des séminaires et des cours sur l'éthique professionnelle et la gestion des conflits d'intérêts permet de rester informé des meilleures pratiques et des nouvelles régulations. Cette formation aide également à développer des compétences en résolution de problèmes et en prise de décision éthique.

- **La législation en vigueur**
  - Droits des patients

Le respect des droits des patients est une pierre angulaire des soins de santé de qualité et humanisés. Les aides-soignants, en première ligne des interactions avec les patients, ont un rôle crucial dans la protection et la promotion de ces droits. Ces droits incluent le droit à l'information, à la confidentialité, à l'autonomie, à des soins respectueux et non discriminatoires, ainsi qu'à la participation aux décisions concernant leur propre santé.

Le droit à l'information est fondamental pour permettre aux patients de prendre des décisions éclairées concernant leur santé. Les aides-soignants doivent fournir des informations claires, complètes et compréhensibles sur les diagnostics, les options de traitement, les risques et les bénéfices associés. Cela inclut l'utilisation d'un langage simple, évitant le jargon médical, et la vérification que le patient a bien compris les informations fournies. Par exemple, expliquer le fonctionnement d'un médicament, ses effets secondaires potentiels et comment il doit être pris peut aider le patient à mieux gérer son traitement et à adhérer aux recommandations médicales.

Le droit à la confidentialité protège les informations personnelles et médicales des patients. Les aides-soignants doivent garantir que toutes les informations partagées par le patient restent confidentielles et ne sont divulguées qu'aux membres de l'équipe de soins directement impliqués dans la prise en charge. Cela inclut des pratiques telles que parler à voix basse, utiliser des écrans pour protéger les dossiers médicaux et s'assurer que les conversations sur les patients se déroulent en privé. La protection de la confidentialité aide à instaurer un climat de confiance entre le patient et l'équipe soignante.

Le droit à l'autonomie permet aux patients de participer activement aux décisions concernant leur santé. Les aides-soignants doivent respecter les choix et les préférences des patients, même lorsqu'ils diffèrent des recommandations médicales. Cela implique de fournir des informations sur toutes les options disponibles, d'expliquer les conséquences possibles de chaque choix et de soutenir les décisions du patient. Par exemple, un patient peut choisir de refuser un certain traitement en raison de ses convictions personnelles ou de ses préoccupations concernant les effets secondaires. Il est important de respecter cette décision et de travailler avec le patient pour trouver des alternatives qui répondent à ses besoins et à ses valeurs.

Le droit à des soins respectueux et non discriminatoires est essentiel pour assurer l'équité et l'humanisme dans les soins de santé. Les aides-soignants doivent traiter tous les patients avec dignité, respect et courtoisie, indépendamment de leur origine ethnique, de leur sexe, de leur orientation sexuelle, de leur religion ou de leur statut socio-économique. Cela inclut l'écoute active, la reconnaissance des besoins et des préférences individuelles et la réponse aux préoccupations des patients avec empathie. Par exemple, respecter les préférences alimentaires d'un patient en fonction de ses croyances religieuses ou s'assurer qu'un patient LGBTQ+ se sent en sécurité et respecté dans l'environnement de soins.

Le droit à la participation dans les soins implique que les patients soient intégrés dans le processus de décision et de planification des soins. Les aides-soignants doivent encourager les patients à exprimer leurs opinions, à poser des questions et à participer activement aux discussions sur leur traitement. Cela renforce la collaboration et le partenariat entre le patient et l'équipe soignante, et contribue à des soins plus personnalisés et adaptés. Par exemple, impliquer un patient dans l'élaboration de son plan de réhabilitation post-opératoire peut améliorer son adhésion au programme et favoriser une récupération plus rapide.

Le droit à la sécurité garantit que les patients reçoivent des soins dans un environnement sûr, sans risque de préjudice. Les aides-soignants doivent suivre des protocoles stricts pour prévenir les erreurs médicales, les infections et les accidents. Cela inclut des pratiques comme le lavage des mains, l'utilisation d'équipements de protection individuelle, et la vérification des identités et des prescriptions avant l'administration des médicaments. La sécurité des patients est une priorité absolue et doit être intégrée dans chaque aspect des soins.

Le droit à la continuité des soins assure que les patients reçoivent des soins cohérents et coordonnés tout au long de leur parcours de santé. Les aides-soignants doivent s'assurer que les transitions entre les différents services de soins se déroulent sans heurt, en communiquant efficacement avec les autres membres de l'équipe soignante et en fournissant toutes les informations nécessaires. Cela aide à éviter les interruptions de soins, les duplications d'efforts et les erreurs de communication. Par exemple, lors du transfert d'un patient de l'unité des urgences à une unité de soins spécialisés, il est crucial de transmettre toutes les informations pertinentes sur l'état du patient, les traitements administrés et les plans de soins futurs.

Le droit à l'accès à des soins de qualité signifie que les patients doivent pouvoir accéder à des soins de santé appropriés, efficaces et fondés sur les meilleures pratiques. Les aides-soignants doivent contribuer à assurer que tous les patients, indépendamment de leur situation financière, ont accès aux services de santé dont ils ont besoin. Cela peut inclure l'orientation vers des ressources communautaires, l'aide à la navigation dans le système de santé et le plaidoyer pour les droits des patients à recevoir des soins de qualité. Par exemple, aider un patient à obtenir une couverture d'assurance ou à accéder à des programmes d'assistance financière pour ses traitements médicaux.

Le droit à être traité avec dignité et respect est au cœur de l'approche centrée sur le patient. Les aides-soignants doivent toujours se rappeler que chaque patient est un individu avec ses propres valeurs, croyances et expériences. En traitant chaque patient avec le plus grand respect, en reconnaissant sa dignité intrinsèque et en s'efforçant de répondre à ses besoins de manière holistique, les aides-soignants contribuent à créer un environnement de soins où les patients se sentent valorisés et respectés.

- Responsabilités légales des aides-soignants

Les aides-soignants jouent un rôle essentiel dans la prestation des soins de santé, et leur pratique est encadrée par un ensemble de responsabilités légales strictes. Ces responsabilités visent à protéger la sécurité et les droits des patients, à assurer la qualité des soins, et à maintenir la confiance du public dans le système de santé. Comprendre et respecter ces obligations légales est crucial pour les aides-soignants, car toute violation peut entraîner des conséquences graves pour les patients et des sanctions pour les professionnels.

Le respect des lois et des régulations est la base des responsabilités légales des aides-soignants. Ils doivent se conformer aux lois locales, nationales et internationales qui régissent la pratique des soins de santé. Cela inclut les régulations spécifiques à leur rôle, telles que les qualifications requises, les normes de pratique, et les limitations de leur champ d'action. Par exemple, les aides-soignants ne doivent pas effectuer de procédures médicales réservées aux infirmières ou aux médecins, sauf s'ils ont reçu une formation spécifique et une autorisation appropriée.

La protection de la confidentialité des patients est une obligation légale fondamentale. Les aides-soignants doivent s'assurer que toutes les informations relatives à la santé des patients sont traitées de manière confidentielle et ne sont partagées qu'avec les membres autorisés de l'équipe de soins. Cela inclut la gestion des dossiers médicaux, la communication des informations de santé, et la discussion des cas des patients. Toute violation de la confidentialité peut entraîner des poursuites légales et des sanctions professionnelles.

Le devoir de diligence est une responsabilité essentielle qui implique que les aides-soignants doivent fournir des soins conformes aux standards professionnels et aux attentes légales. Cela signifie qu'ils doivent agir avec compétence, prudence et attention dans l'exercice de leurs fonctions. En cas de négligence, où les soins fournis ne répondent pas aux standards requis, les aides-soignants peuvent être tenus légalement responsables des préjudices causés aux patients. Par exemple, l'administration incorrecte de médicaments ou l'oubli de surveiller un patient à risque peut entraîner des poursuites pour négligence.

La documentation précise et complète des soins prodigués est une autre responsabilité légale importante. Les aides-soignants doivent consigner toutes les interventions, les observations cliniques et les communications pertinentes dans le dossier médical du patient. Cette documentation doit être claire, exacte et réalisée en temps opportun. Elle joue un rôle crucial dans la continuité des soins, la communication au sein de l'équipe de santé, et la protection légale des aides-soignants en cas de litige.

L'obligation de signaler toute suspicion de maltraitance, de négligence ou de toute autre violation des droits des patients est une responsabilité légale cruciale. Les aides-soignants doivent connaître les procédures de signalement appropriées et les suivre sans délai. Cela inclut la communication avec les autorités compétentes et la collaboration avec les services de protection pour garantir la sécurité et le bien-être des patients vulnérables. Par exemple, si un aide-soignant soupçonne qu'un patient âgé est victime de maltraitance, il doit immédiatement signaler cette suspicion aux autorités compétentes.

La responsabilité de se former en continu et de maintenir ses compétences à jour est également une obligation légale. Les aides-soignants doivent participer régulièrement à des formations professionnelles continues pour rester informés des nouvelles pratiques, technologies et régulations. Cela inclut également l'auto-évaluation de leurs compétences et la participation à des programmes de formation supplémentaires si nécessaire. Le non-respect de cette obligation peut entraîner une dégradation de la qualité des soins et des sanctions légales.

Le respect des droits des patients est une autre responsabilité légale majeure. Les aides-soignants doivent toujours agir dans le meilleur intérêt des patients, en respectant leur autonomie, leur dignité et leurs droits à recevoir des soins de qualité. Cela inclut l'obtention du consentement éclairé pour les soins et les traitements, l'explication des procédures et la réponse aux questions des patients. Toute violation des droits des patients peut entraîner des poursuites pour faute professionnelle.

L'intégrité et l'honnêteté sont des valeurs fondamentales dans l'exercice des responsabilités légales des aides-soignants. Ils doivent toujours agir avec transparence et honnêteté, en évitant les comportements frauduleux ou trompeurs. Par exemple, falsifier des dossiers médicaux ou dissimuler des erreurs de soins est non seulement contraire à l'éthique, mais également illégal et passible de sanctions sévères.

La gestion des conflits d'intérêts est également une responsabilité légale importante. Les aides-soignants doivent éviter toute situation où leurs intérêts personnels pourraient interférer avec leurs obligations professionnelles. Cela inclut la divulgation de tout conflit d'intérêts potentiel et l'adoption de mesures pour les gérer de manière appropriée. Par exemple, ils ne doivent pas accepter de cadeaux ou d'avantages de la part de fournisseurs de produits médicaux qui pourraient influencer leurs décisions cliniques.

Chapitre 8
Développement Professionnel et Personnel

- **Formation continue et spécialisation**
  - Opportunités de formation et de certification

Les opportunités de formation et de certification jouent un rôle crucial dans le développement professionnel des aides-soignants. Ces opportunités permettent non seulement d'acquérir de nouvelles compétences et connaissances, mais aussi de maintenir les standards de qualité dans les soins prodigués. Elles sont essentielles pour répondre aux exigences évolutives du secteur de la santé et pour offrir des soins toujours plus efficaces et humanisés.

La formation initiale est la première étape pour devenir aide-soignant. Cette formation comprend des cours théoriques et pratiques couvrant un large éventail de sujets, tels que l'anatomie, la physiologie, les techniques de soins de base, l'hygiène, et la gestion des urgences. Les programmes de formation sont généralement dispensés par des écoles de soins infirmiers, des collèges communautaires ou des instituts spécialisés. Ces programmes incluent également des stages cliniques supervisés, où les étudiants peuvent acquérir une expérience pratique et appliquer leurs connaissances dans des environnements de soins réels.

Les certifications spécialisées offrent aux aides-soignants la possibilité de se spécialiser dans des domaines spécifiques des soins de santé. Par exemple, les certifications en soins gériatriques, en soins palliatifs, en soins d'urgence, ou en soins aux patients atteints de maladies chroniques permettent aux aides-soignants de développer des compétences spécifiques et de répondre à des besoins particuliers des patients. Ces certifications sont souvent reconnues par des organismes professionnels et peuvent améliorer les perspectives de carrière et les opportunités d'emploi.

La formation continue est essentielle pour maintenir et mettre à jour les compétences des aides-soignants tout au long de leur carrière. Les avancées médicales, les nouvelles technologies et les changements dans les régulations nécessitent une mise à jour régulière des connaissances. Les formations continues peuvent être offertes sous forme de cours en ligne, de séminaires, d'ateliers, ou de conférences. Les aides-soignants peuvent également participer à des programmes de développement professionnel organisés par leurs employeurs ou des associations professionnelles.

Les programmes de développement des compétences sont conçus pour aider les aides-soignants à acquérir de nouvelles compétences et à améliorer celles qu'ils possèdent déjà. Ces programmes peuvent inclure des formations sur les nouvelles technologies médicales, les techniques de communication avec les patients, la gestion du stress et la résolution des conflits, ainsi que des cours de leadership et de gestion. Par exemple, apprendre à utiliser un nouveau système de dossier médical électronique ou à administrer des soins en utilisant des équipements de pointe peut considérablement améliorer l'efficacité et la qualité des soins prodigués.

Les opportunités d'apprentissage en ligne ont révolutionné la formation continue des aides-soignants. Les plateformes d'apprentissage en ligne offrent une flexibilité qui permet aux aides-soignants de suivre des cours à leur propre rythme et selon leur emploi du temps. Des cours sur des sujets variés, allant des soins de base aux techniques avancées de soins intensifs, sont disponibles. De plus, les webinaires et les forums de discussion en ligne permettent aux aides-soignants de partager leurs expériences et de bénéficier de l'expertise de professionnels du monde entier.

Les simulations et les ateliers pratiques sont des méthodes de formation très efficaces. Les simulations permettent aux aides-soignants de pratiquer des compétences cliniques dans un environnement contrôlé, en utilisant des mannequins haute-fidélité et des équipements médicaux sophistiqués. Les ateliers pratiques offrent des opportunités de formation sur le terrain, où les aides-soignants peuvent appliquer leurs compétences sous la supervision de formateurs expérimentés. Par exemple, participer à une simulation de réanimation cardio-pulmonaire (RCP) ou à un atelier sur la gestion des plaies permet de renforcer les compétences techniques et de gagner en confiance.

Les formations interprofessionnelles favorisent la collaboration entre les différents membres de l'équipe de soins. Travailler aux côtés de médecins, d'infirmières, de thérapeutes et d'autres professionnels de la santé dans le cadre de formations interprofessionnelles permet aux aides-soignants de comprendre les rôles et les responsabilités de chacun, d'améliorer la communication et la coordination, et de renforcer l'efficacité des soins prodigués. Par exemple, des ateliers sur la gestion des soins complexes peuvent inclure des exercices de simulation où chaque membre de l'équipe joue son rôle spécifique dans le traitement d'un patient.

Les programmes de mentorat et de parrainage sont également bénéfiques pour le développement professionnel des aides-soignants. Être mentoré par un professionnel de la santé plus expérimenté permet aux aides-soignants de recevoir des conseils personnalisés, de développer leurs compétences cliniques et de naviguer dans les défis de leur carrière. Le mentorat offre un soutien continu et des opportunités d'apprentissage qui peuvent grandement contribuer à la croissance professionnelle.

Les certifications reconnues au niveau national et international peuvent ouvrir de nouvelles perspectives de carrière pour les aides-soignants. Par exemple, obtenir une certification de la Croix-Rouge, de l'American Heart Association ou d'autres organisations reconnues peut améliorer la crédibilité professionnelle et augmenter les opportunités d'emploi à l'étranger. Ces certifications démontrent un engagement envers l'excellence et la qualité des soins, et elles sont souvent requises pour travailler dans des environnements de soins spécialisés ou des institutions de premier plan.

La participation à des conférences et à des congrès professionnels permet aux aides-soignants de se tenir informés des dernières avancées dans le domaine des soins de santé. Ces événements offrent des opportunités de réseautage, de partage des meilleures pratiques et d'apprentissage auprès de leaders d'opinion et d'experts du secteur. Participer à des conférences peut également inspirer de nouvelles idées et approches pour améliorer les soins aux patients.

- Spécialisations en soins d'urgence

Les spécialisations en soins d'urgence représentent une avancée significative pour les aides-soignants désireux de se perfectionner dans un domaine particulièrement exigeant et dynamique de la médecine. Ces spécialisations permettent aux professionnels de développer des compétences spécifiques, d'accroître leur expertise et de jouer un rôle crucial dans la prise en charge des patients dans des situations critiques. En se spécialisant, les aides-soignants contribuent à améliorer la qualité des soins et à renforcer la capacité de réponse des services d'urgence.

Spécialisation en réanimation cardio-pulmonaire (RCP) avancée est l'une des plus cruciales. Cette formation permet aux aides-soignants de maîtriser les techniques avancées de réanimation, y compris l'utilisation des défibrillateurs, la gestion des voies respiratoires et l'administration de médicaments d'urgence. Ils apprennent également à reconnaître rapidement les signes de détresse cardiaque et à intervenir de manière efficace pour sauver des vies. La formation en RCP avancée est souvent dispensée par des organismes certifiés comme l'American Heart Association et comprend des simulations pratiques et des évaluations rigoureuses.

Soins aux polytraumatisés est une autre spécialisation vitale. Les aides-soignants formés dans ce domaine sont préparés à gérer les blessures multiples résultant d'accidents graves, comme les accidents de la route ou les chutes de grande hauteur. La formation couvre l'évaluation rapide des patients, la stabilisation des fonctions vitales, la gestion des hémorragies, et la préparation des patients pour la chirurgie d'urgence. Les aides-soignants spécialisés en soins aux polytraumatisés doivent également être compétents dans la coordination avec d'autres membres de l'équipe de soins pour assurer une prise en charge intégrée et efficace.

Soins en traumatologie pédiatrique est une spécialisation qui se concentre sur la prise en charge des enfants victimes de traumatismes. Les aides-soignants doivent non seulement posséder des compétences techniques spécifiques mais aussi une sensibilité particulière aux besoins émotionnels des jeunes patients et de leurs familles. La formation inclut des techniques de communication adaptées aux enfants, la gestion de la douleur pédiatrique, et l'utilisation d'équipements spécialisés pour les soins aux enfants. Cette spécialisation est essentielle pour réduire le stress et l'anxiété des enfants tout en fournissant des soins médicaux efficaces.

Soins en urgence psychiatrique est une spécialisation de plus en plus demandée. Les aides-soignants formés dans ce domaine apprennent à évaluer et à gérer les crises psychiatriques, telles que les épisodes de psychose aiguë, les tentatives de suicide, et les états d'agitation sévère. Ils doivent être capables d'utiliser des techniques de désescalade, de fournir un soutien émotionnel immédiat et de travailler en étroite collaboration avec les psychiatres et les infirmières spécialisées en santé mentale. Cette formation permet aux aides-soignants de fournir des soins sécurisés et respectueux aux patients en détresse psychologique.

Soins en toxicologie d'urgence prépare les aides-soignants à traiter les patients victimes d'empoisonnements ou d'overdoses. Ils apprennent à identifier les signes et les symptômes d'intoxication, à administrer les antidotes appropriés, et à surveiller les effets des substances toxiques sur le corps. La formation en toxicologie inclut également des connaissances sur les interactions médicamenteuses dangereuses et la gestion des cas de surdose de drogues, qui sont fréquents dans les services d'urgence.

Soins en catastrophe et en gestion de crise est une spécialisation qui prépare les aides-soignants à intervenir lors de situations de grande ampleur, telles que les catastrophes naturelles, les attaques terroristes ou les accidents industriels. La formation couvre la gestion des flux massifs de patients, la mise en place de triages, et la coordination avec les services de secours et les organisations humanitaires. Les aides-soignants spécialisés en soins de catastrophe doivent être capables de travailler dans des conditions extrêmes et souvent chaotiques, tout en fournissant des soins de qualité.

Soins aux patients en fin de vie en urgence est une spécialisation qui se concentre sur le soutien aux patients en phase terminale et à leurs familles dans les services d'urgence. Les aides-soignants formés dans ce domaine doivent être capables de gérer la douleur et les symptômes, de fournir un soutien émotionnel et psychologique, et de respecter les souhaits des patients concernant leur fin de vie. La formation inclut également la communication avec les familles et la coordination avec les équipes de soins palliatifs pour assurer une transition douce et respectueuse des soins.

Soins en obstétrique d'urgence est une spécialisation pour les aides-soignants travaillant avec des patientes enceintes en situation d'urgence. Ils apprennent à gérer les complications obstétricales, comme les hémorragies post-partum, les éclampsies, et les accouchements précipités. La formation en soins obstétriques d'urgence inclut également la prise en charge des nouveau-nés en détresse, la réanimation néonatale, et le soutien aux mères dans des situations de stress élevé.

Soins en urgence gériatrique prépare les aides-soignants à répondre aux besoins spécifiques des patients âgés en situation d'urgence. La formation inclut la gestion des maladies chroniques, la prévention des chutes, l'évaluation des troubles cognitifs, et la communication avec des patients qui peuvent avoir des déficiences auditives ou visuelles. Les aides-soignants spécialisés en soins gériatriques doivent également être formés à reconnaître les signes de maltraitance et de négligence chez les patients âgés.

Soins en neurologie d'urgence est une spécialisation qui couvre la gestion des patients présentant des affections neurologiques aiguës, comme les accidents vasculaires cérébraux (AVC), les crises épileptiques, et les traumatismes crâniens. Les aides-soignants doivent être capables de réaliser des évaluations neurologiques rapides, de stabiliser les patients, et de collaborer avec les neurologues et les neurochirurgiens pour assurer une prise en charge optimale.

- **Bien-être et équilibre de vie**
    o Stratégies pour prévenir l'épuisement professionnel

L'épuisement professionnel, ou burn-out, est un risque majeur pour les aides-soignants en raison des exigences élevées et du stress inhérent à leur travail. Prévenir l'épuisement professionnel est essentiel non seulement pour le bien-être des aides-soignants, mais aussi pour assurer la qualité des soins prodigués aux patients. Les stratégies pour prévenir l'épuisement professionnel comprennent des approches individuelles et organisationnelles qui visent à promouvoir la résilience, à réduire le stress et à créer un environnement de travail sain.

La gestion du stress est une compétence cruciale pour prévenir l'épuisement professionnel. Les aides-soignants doivent apprendre à identifier les signes précoces de stress, comme l'irritabilité, la fatigue excessive et la diminution de la satisfaction au travail. Des techniques de relaxation, telles que la respiration profonde, la méditation et le yoga, peuvent aider à réduire les niveaux de stress. Par exemple, prendre quelques minutes chaque jour pour pratiquer des exercices de respiration consciente peut aider à calmer l'esprit et à recharger les énergies.

L'équilibre travail-vie personnelle est essentiel pour maintenir une bonne santé mentale. Les aides-soignants doivent veiller à ne pas se laisser submerger par leurs responsabilités professionnelles et à consacrer du temps à leurs activités personnelles, familiales et sociales. Établir des limites claires entre le travail et la vie personnelle, comme ne pas ramener du travail à la maison ou s'accorder des moments de déconnexion, peut aider à préserver cet équilibre. Par exemple, planifier des activités régulières avec des amis ou des proches peut fournir un soutien émotionnel et un sentiment de normalité en dehors du travail.

La formation continue et le développement professionnel sont également des moyens efficaces de prévenir l'épuisement professionnel. Participer à des formations, des ateliers et des conférences permet aux aides-soignants de rester engagés et motivés en acquérant de nouvelles compétences et en se tenant au courant des dernières avancées dans leur domaine. Cette démarche peut renouveler leur intérêt pour leur travail et leur donner un sentiment d'accomplissement. Par exemple, suivre une formation sur les nouvelles technologies de soins de santé peut offrir des perspectives stimulantes et enrichissantes.

Le soutien social et la communication ouverte au sein de l'équipe de travail sont essentiels pour créer un environnement de soutien. Les aides-soignants doivent être encouragés à partager leurs préoccupations et à demander de l'aide lorsqu'ils en ont besoin. Des réunions régulières de débriefing ou de soutien entre collègues peuvent offrir un espace pour discuter des défis et des réussites, et pour renforcer la cohésion d'équipe. Par exemple, un groupe de soutien hebdomadaire où les aides-soignants peuvent parler librement de leurs expériences et obtenir des conseils de leurs pairs peut être très bénéfique.

La reconnaissance et la valorisation du travail sont des facteurs importants pour prévenir l'épuisement professionnel. Les aides-soignants doivent se sentir appréciés et reconnus pour leur contribution. Les gestionnaires et les superviseurs peuvent jouer un rôle clé en fournissant des feedbacks positifs, en reconnaissant publiquement les réalisations et en offrant des opportunités de progression de carrière. Par exemple, des programmes de reconnaissance des employés, comme des prix mensuels pour les performances exceptionnelles, peuvent encourager les aides-soignants et renforcer leur engagement.

La gestion efficace du temps et des ressources peut également réduire le stress et prévenir l'épuisement. Les aides-soignants doivent apprendre à gérer leur charge de travail de manière efficiente, en priorisant les tâches, en déléguant lorsque c'est possible et en utilisant des outils de gestion du temps. Les employeurs peuvent soutenir cette démarche en fournissant des ressources adéquates et en veillant à ce que les effectifs soient suffisants pour répondre aux besoins des patients. Par exemple, l'utilisation de logiciels de planification peut aider à organiser les horaires de manière à éviter les surcharges de travail.

L'accès à des services de soutien professionnel, comme des conseillers en santé mentale ou des programmes d'aide aux employés, est crucial pour offrir un soutien supplémentaire aux aides-soignants. Ces services peuvent fournir un espace confidentiel pour discuter des problèmes personnels ou professionnels et pour recevoir des conseils et des stratégies de gestion du stress. Par exemple, des séances régulières avec un conseiller spécialisé dans la gestion du stress et l'épuisement professionnel peuvent offrir des techniques pratiques pour faire face aux défis du travail.

La promotion de la santé physique est également une composante importante de la prévention de l'épuisement professionnel. Les aides-soignants doivent être encouragés à adopter des modes de vie sains, comprenant une alimentation équilibrée, une activité physique régulière et un sommeil suffisant. L'activité physique, en particulier, est connue pour ses effets positifs sur la réduction du stress et l'amélioration de l'humeur. Par exemple, l'organisation de cours de fitness ou de yoga sur le lieu de travail peut encourager les aides-soignants à intégrer l'exercice physique dans leur routine quotidienne.

Les interventions organisationnelles, telles que l'amélioration des conditions de travail et la mise en place de politiques de prévention du burn-out, sont essentielles. Les employeurs doivent créer un environnement de travail favorable, avec des espaces de repos adéquats, des pauses régulières et une culture d'entreprise qui valorise le bien-être des employés. Par exemple, instaurer des politiques de pause obligatoires peut garantir que les aides-soignants prennent le temps nécessaire pour se reposer et se ressourcer pendant leurs journées de travail.

La sensibilisation et l'éducation sur l'épuisement professionnel doivent être intégrées dans la formation des aides-soignants. Ils doivent être informés des signes et des symptômes du burn-out, ainsi que des stratégies pour le prévenir. Les programmes de formation peuvent inclure des modules sur la gestion du stress, la résilience et les techniques d'auto-soin. Par exemple, des ateliers sur la gestion du stress et la résilience peuvent fournir des outils pratiques et des ressources pour aider les aides-soignants à faire face aux pressions de leur travail.

Chapitre 9
La Technologie
aux Urgences

- **Équipements médicaux modernes**
  - Détecteurs de signes vitaux avancés

Les détecteurs de signes vitaux avancés représentent une innovation majeure dans le domaine des soins de santé, offrant des capacités accrues pour la surveillance continue et précise des patients. Ces dispositifs sophistiqués permettent aux aides-soignants et aux professionnels de la santé de détecter rapidement les changements dans l'état de santé des patients, facilitant ainsi des interventions précoces et améliorant les résultats cliniques. L'intégration de ces technologies dans les pratiques de soins permet une meilleure gestion des urgences et une optimisation des ressources de santé.

Les moniteurs multiparamétriques sont des outils essentiels dans les soins d'urgence. Ils mesurent simultanément plusieurs signes vitaux tels que la fréquence cardiaque, la pression artérielle, la saturation en oxygène (SpO2), la température corporelle et la fréquence respiratoire. Ces moniteurs fournissent des données en temps réel et alertent immédiatement le personnel soignant en cas de déviation des valeurs normales. Par exemple, un patient en état de choc peut être rapidement identifié grâce à des variations soudaines de la pression artérielle et de la fréquence cardiaque, permettant une intervention rapide.

Les dispositifs de surveillance portables et portatifs offrent une flexibilité accrue pour la surveillance des patients à l'intérieur et à l'extérieur des environnements hospitaliers. Ces appareils, souvent intégrés dans des patches ou des bracelets, permettent une surveillance continue des signes vitaux sans restreindre la mobilité du patient. Ils sont particulièrement utiles pour les patients atteints de maladies chroniques nécessitant une surveillance constante. Par exemple, un patch de surveillance cardiaque peut détecter les arythmies en temps réel et envoyer des alertes au personnel médical via une application mobile.

Les technologies de télémédecine utilisent des détecteurs de signes vitaux avancés pour permettre une surveillance à distance des patients. Cela est particulièrement bénéfique pour les patients vivant dans des régions éloignées ou pour ceux ayant des difficultés à se déplacer. Les dispositifs de surveillance à domicile envoient des données en temps réel aux professionnels de santé, qui peuvent surveiller l'état de santé du patient et intervenir en cas de besoin. Par exemple, un patient souffrant d'insuffisance cardiaque peut utiliser un dispositif de surveillance de la pression artérielle à domicile, les données étant transmises directement à son cardiologue.

Les systèmes d'intelligence artificielle (IA) jouent un rôle de plus en plus important dans l'analyse des données recueillies par les détecteurs de signes vitaux avancés. L'IA peut identifier des schémas subtils et prédictifs dans les données de santé qui pourraient échapper à une analyse humaine. En analysant de grandes quantités de données en temps réel, les systèmes d'IA peuvent fournir des alertes précoces et des recommandations pour les interventions. Par exemple, un système d'IA peut analyser les tendances des signes vitaux d'un patient et prédire une décompensation avant qu'elle ne devienne cliniquement apparente.

Les détecteurs de signes vitaux non invasifs sont particulièrement bénéfiques pour les patients nécessitant une surveillance fréquente mais délicate. Ces dispositifs utilisent des technologies telles que la spectroscopie infrarouge, les ultrasons ou la photopléthysmographie pour mesurer les signes vitaux sans nécessiter de ponctions ou d'autres procédures invasives. Par exemple, les oxymètres de pouls non invasifs mesurent la saturation en oxygène et la fréquence cardiaque via un capteur placé sur le doigt ou le lobe de l'oreille.

Les dispositifs de surveillance pour les soins intensifs sont conçus pour une surveillance continue et en temps réel des patients les plus critiques. Ces systèmes intègrent souvent des fonctionnalités avancées telles que la mesure de la pression intracrânienne, le suivi des gaz du sang et la surveillance de la fonction rénale. Ils permettent de détecter rapidement les défaillances organiques multiples et d'ajuster les traitements en conséquence. Par exemple, un moniteur de soins intensifs peut suivre en permanence la pression artérielle invasive et la pression intracrânienne d'un patient traumatisé crânien.

Les innovations en capteurs intégrés dans les vêtements sont une avancée récente qui permet une surveillance discrète et continue des signes vitaux. Ces capteurs peuvent être intégrés dans des vêtements, comme des t-shirts ou des brassards, et sont capables de mesurer des paramètres tels que la fréquence cardiaque, la température corporelle et les mouvements respiratoires. Ces dispositifs sont particulièrement utiles pour la surveillance des patients pédiatriques ou des personnes âgées qui peuvent trouver inconfortable ou intrusif de porter des dispositifs de surveillance traditionnels.

L'importance de l'intégration des données provenant de différents dispositifs de surveillance est cruciale pour une gestion efficace des soins. Les systèmes intégrés permettent de centraliser les données des signes vitaux dans une seule interface, facilitant ainsi l'analyse globale et la prise de décision clinique. Par exemple, un tableau de bord centralisé dans une unité de soins intensifs peut afficher en temps réel les données de tous les patients, permettant au personnel soignant de prioriser les interventions.

Les formations et la familiarisation avec les nouvelles technologies sont essentielles pour le personnel soignant afin de tirer pleinement parti des détecteurs de signes vitaux avancés. Les aides-soignants doivent être formés non seulement à l'utilisation des dispositifs, mais aussi à l'interprétation des données et à la réponse appropriée aux alertes. Des programmes de formation continue et des simulations pratiques peuvent aider à maintenir un haut niveau de compétence et de confiance dans l'utilisation de ces technologies. Par exemple, des ateliers de formation sur l'utilisation des dispositifs portables de surveillance cardiaque peuvent améliorer la capacité des aides-soignants à détecter et à répondre rapidement aux arythmies.

Les défis et les considérations éthiques liés à l'utilisation des détecteurs de signes vitaux avancés doivent également être pris en compte. La confidentialité des données, le consentement des patients et l'équité dans l'accès à ces technologies sont des aspects importants à considérer. Les professionnels de la santé doivent s'assurer que les données des patients sont protégées conformément aux régulations de confidentialité, et que les patients sont informés et consentants à l'utilisation de dispositifs de surveillance. Par exemple, avant de mettre en place un système de télémédecine pour la surveillance à domicile, il est crucial de discuter avec le patient des implications en termes de confidentialité des données et de recevoir leur consentement éclairé.

o Technologies de monitorage et de télémédecine

Les technologies de monitorage et de télémédecine ont révolutionné les soins de santé en permettant une surveillance continue des patients et une prestation de soins à distance. Ces avancées technologiques offrent des solutions innovantes pour améliorer la qualité des soins, réduire les coûts et augmenter l'accessibilité, particulièrement dans les zones rurales ou mal desservies. Les aides-soignants jouent un rôle crucial dans l'utilisation et l'intégration de ces technologies, en assurant un suivi rigoureux et une communication efficace avec les patients et les autres professionnels de la santé.

Le monitorage des signes vitaux est au cœur des technologies de surveillance moderne. Les moniteurs multiparamétriques sont capables de mesurer et d'afficher simultanément plusieurs paramètres vitaux, tels que la fréquence cardiaque, la pression artérielle, la saturation en oxygène, la température corporelle et la fréquence respiratoire. Ces appareils fournissent des données en temps réel, permettant aux aides-soignants de détecter rapidement toute déviation des valeurs normales et de réagir de manière appropriée. Par exemple, un patient présentant des signes de détresse respiratoire peut être immédiatement pris en charge grâce aux alertes générées par le moniteur.

Les dispositifs portables et portatifs offrent une flexibilité accrue pour la surveillance des patients à l'intérieur et à l'extérieur des environnements hospitaliers. Ces appareils, souvent intégrés dans des patches, des bracelets ou des vêtements, permettent une surveillance continue sans entraver la mobilité du patient. Ils sont particulièrement utiles pour les patients atteints de maladies chroniques nécessitant une surveillance constante. Par exemple, un patch de surveillance cardiaque peut détecter les arythmies en temps réel et envoyer des alertes au personnel médical via une application mobile, permettant une intervention rapide et appropriée.

La télémédecine utilise des technologies de communication pour offrir des soins de santé à distance, ce qui est particulièrement bénéfique pour les patients vivant dans des régions éloignées ou ayant des difficultés à se déplacer. Les consultations de télémédecine peuvent se faire via des appels vidéo, des plateformes en ligne sécurisées ou des applications mobiles, permettant aux patients de recevoir des conseils médicaux, des diagnostics et des prescriptions sans avoir à se rendre physiquement dans une clinique. Par exemple, un patient souffrant d'hypertension peut avoir des consultations régulières avec son médecin via une plateforme de télémédecine, ajuster son traitement en fonction des lectures de la pression artérielle transmises en temps réel.

Les dispositifs de télésurveillance à domicile permettent de suivre en continu les signes vitaux des patients et d'envoyer les données directement aux professionnels de la santé. Ces dispositifs peuvent inclure des tensiomètres, des glucomètres, des oxymètres de pouls et des balances intelligentes. Les données recueillies sont analysées et stockées dans des systèmes de dossiers médicaux électroniques, facilitant la surveillance et l'analyse des tendances de santé à long terme. Par exemple, un diabétique peut utiliser un glucomètre connecté pour enregistrer ses niveaux de glucose, et son endocrinologue peut ajuster son traitement en fonction des données recueillies.

Les systèmes d'intelligence artificielle (IA) et d'apprentissage automatique jouent un rôle croissant dans l'analyse des données de télémédecine et de monitorage. L'IA peut identifier des schémas subtils et prédictifs dans les données de santé qui pourraient échapper à une analyse humaine, permettant ainsi des interventions préventives. Par exemple, un système d'IA peut analyser les données de surveillance cardiaque et prédire une décompensation cardiaque avant qu'elle ne devienne cliniquement apparente, permettant une intervention précoce.

Les capteurs intégrés dans les vêtements sont une innovation récente permettant une surveillance discrète et continue des signes vitaux. Ces capteurs peuvent être intégrés dans des vêtements comme des t-shirts ou des brassards et sont capables de mesurer des paramètres tels que la fréquence cardiaque, la température corporelle et les mouvements respiratoires. Ils sont particulièrement utiles pour la surveillance des patients pédiatriques ou des personnes âgées, qui peuvent trouver inconfortable ou intrusif de porter des dispositifs de surveillance traditionnels. Par exemple, un t-shirt équipé de capteurs peut surveiller en continu les signes vitaux d'un enfant atteint d'asthme et alerter les parents et les soignants en cas de détérioration.

Les plateformes de gestion de la santé en ligne centralisent les données de surveillance et permettent une gestion intégrée des soins. Ces plateformes offrent une vue d'ensemble des paramètres de santé du patient, facilitant la coordination entre les différents professionnels de la santé. Elles peuvent également inclure des fonctionnalités telles que des rappels de médicaments, des rendez-vous et des communications sécurisées entre patients et soignants. Par exemple, une plateforme de gestion de la santé peut permettre à un cardiologue, à un endocrinologue et à un aide-soignant de collaborer efficacement sur le traitement d'un patient souffrant de maladies chroniques multiples.

Les formations et la familiarisation avec les nouvelles technologies sont essentielles pour les aides-soignants afin de maximiser l'utilisation des technologies de monitorage et de télémédecine. Les aides-soignants doivent être formés non seulement à l'utilisation des dispositifs, mais aussi à l'interprétation des données et à la réponse appropriée aux alertes. Des programmes de formation continue et des simulations pratiques peuvent aider à maintenir un haut niveau de compétence et de confiance dans l'utilisation de ces technologies. Par exemple, des ateliers de formation sur l'utilisation des dispositifs portables de surveillance cardiaque peuvent améliorer la capacité des aides-soignants à détecter et à répondre rapidement aux arythmies.

Les considérations éthiques et de confidentialité sont cruciales dans l'utilisation des technologies de télémédecine et de monitorage. Les professionnels de la santé doivent s'assurer que les données des patients sont protégées conformément aux régulations de confidentialité, et que les patients sont informés et consentants à l'utilisation de dispositifs de surveillance. La transparence sur l'utilisation des données et les mesures de sécurité mises en place est essentielle pour maintenir la confiance des patients. Par exemple, avant de mettre en place un système de télémédecine pour la surveillance à domicile, il est crucial de discuter avec le patient des implications en termes de confidentialité des données et de recevoir leur consentement éclairé.

L'impact sur la qualité des soins et l'efficacité du système de santé est significatif. Les technologies de monitorage et de télémédecine permettent une surveillance proactive, réduisent les hospitalisations inutiles, améliorent la gestion des maladies chroniques et augmentent l'accessibilité aux soins. Elles permettent également de libérer des ressources en réduisant le besoin de consultations en personne pour des suivis de routine. Par exemple, la télésurveillance des patients atteints d'insuffisance cardiaque peut réduire les réadmissions hospitalières en permettant une gestion plus étroite et en intervenant rapidement en cas de détérioration de l'état de santé.

- **Logiciels de gestion des Urgences**
    o   Dossiers médicaux électroniques (DME)

Les dossiers médicaux électroniques (DME) représentent une avancée technologique majeure dans le domaine des soins de santé, transformant la manière dont les informations médicales sont stockées, partagées et utilisées. Les DME offrent de nombreux avantages par rapport aux dossiers papier traditionnels, notamment une meilleure accessibilité, une précision accrue et une efficacité améliorée dans la gestion des données de santé. Pour les aides-soignants, les DME constituent un outil précieux pour assurer des soins de haute qualité et coordonnés.

L'accessibilité et la centralisation des informations sont parmi les principaux avantages des DME. Contrairement aux dossiers papier, qui peuvent être difficiles à localiser et à partager, les DME permettent un accès rapide et facile aux informations médicales complètes des patients. Les aides-soignants peuvent consulter les antécédents médicaux, les résultats des tests, les prescriptions et les notes des consultations précédentes en quelques clics, peu importe leur emplacement. Cette accessibilité améliore la continuité des soins, car tous les professionnels de la santé impliqués dans le traitement d'un patient peuvent accéder aux mêmes informations actualisées.

La précision et la réduction des erreurs sont également des avantages clés des DME. Les dossiers papier sont susceptibles d'être incomplets, illisibles ou mal organisés, ce qui peut conduire à des erreurs de traitement. Les DME, en revanche, standardisent la saisie des données, réduisant ainsi le risque d'erreurs liées à la transcription ou à la mauvaise interprétation des informations. Par exemple, les prescriptions électroniques réduisent considérablement les erreurs de médication dues à une écriture illisible ou à des erreurs de dosage.

L'amélioration de la communication et de la coordination des soins est un autre bénéfice important des DME. Les informations centralisées permettent une communication fluide entre les différents membres de l'équipe soignante. Les aides-soignants, les infirmières, les médecins et les autres professionnels de la santé peuvent ajouter des notes, partager des mises à jour et collaborer en temps réel, ce qui est particulièrement crucial dans des environnements de soins complexes comme les urgences. Par exemple, lorsqu'un patient est transféré d'une unité de soins intensifs à une unité de soins réguliers, les DME permettent de transmettre sans délai toutes les informations pertinentes sur les traitements en cours et les observations cliniques.

La sécurité des données et la confidentialité sont des préoccupations majeures dans l'utilisation des DME. Les systèmes de DME sont équipés de mesures de sécurité avancées, telles que le cryptage des données, l'authentification multi-facteurs et les contrôles d'accès, pour protéger les informations sensibles des patients. Les aides-soignants doivent se conformer aux protocoles de sécurité pour garantir que seules les personnes autorisées puissent accéder aux données médicales. Par exemple, utiliser des identifiants de connexion sécurisés et veiller à déconnecter les systèmes après utilisation contribue à protéger la confidentialité des patients.

L'efficacité opérationnelle et la réduction des coûts sont des avantages supplémentaires des DME. La numérisation des dossiers médicaux permet de réduire le temps consacré à la gestion administrative, libérant ainsi plus de temps pour les soins directs aux patients. De plus, les DME réduisent les coûts associés à l'impression, au stockage et à la gestion des dossiers papier. Par exemple, dans un grand hôpital, la transition vers les DME peut réduire les coûts liés à l'archivage physique des dossiers et améliorer l'efficacité des processus de facturation et de codage.

Le soutien à la prise de décision clinique est un autre avantage significatif des DME. Ces systèmes peuvent intégrer des outils d'aide à la décision, tels que des alertes sur les interactions médicamenteuses, des rappels pour les soins préventifs et des recommandations basées sur les meilleures pratiques cliniques. Ces fonctionnalités aident les aides-soignants à prendre des décisions informées et à fournir des soins basés sur des preuves.

Par exemple, un DME peut alerter un aide-soignant si un patient allergique à un médicament reçoit par erreur une prescription contenant cet allergène, permettant ainsi de prévenir une réaction indésirable.

L'analyse et la gestion des données de santé sont facilitées par les DME. Les informations collectées peuvent être utilisées pour l'analyse des tendances de santé, l'amélioration des processus de soins et la recherche clinique. Les aides-soignants et les gestionnaires de santé peuvent utiliser ces données pour identifier les domaines nécessitant des améliorations, évaluer l'efficacité des interventions et développer des stratégies pour optimiser les soins. Par exemple, l'analyse des données des DME peut révéler des taux élevés d'infections nosocomiales dans une unité spécifique, conduisant à la mise en œuvre de mesures de prévention ciblées.

L'intégration avec d'autres systèmes de santé est un avantage important des DME. Ces systèmes peuvent être connectés à des laboratoires, des pharmacies et d'autres services de santé, permettant un échange fluide d'informations et une coordination accrue des soins. Par exemple, les résultats de laboratoire peuvent être automatiquement intégrés dans le DME du patient, éliminant le besoin de saisie manuelle et réduisant les risques d'erreurs. De même, les prescriptions électroniques peuvent être envoyées directement aux pharmacies, simplifiant ainsi le processus pour les patients et les soignants.

La formation continue et le soutien aux utilisateurs sont essentiels pour maximiser les bénéfices des DME. Les aides-soignants doivent recevoir une formation adéquate sur l'utilisation des systèmes de DME, y compris la saisie des données, la navigation dans les interfaces et la gestion des alertes. Des sessions de formation régulières et un support technique disponible en permanence peuvent aider à résoudre les problèmes et à améliorer l'utilisation des DME. Par exemple, des ateliers de formation sur les nouvelles fonctionnalités des DME peuvent aider les aides-soignants à rester à jour et à utiliser efficacement les outils disponibles.

Les défis et les solutions potentielles liés à l'utilisation des DME doivent également être pris en compte. Les défis peuvent inclure la résistance au changement, les problèmes de compatibilité entre différents systèmes et les préoccupations concernant la confidentialité des données. Pour surmonter ces obstacles, il est important d'impliquer les aides-soignants et les autres utilisateurs dans le processus de mise en œuvre, de fournir une formation et un soutien adéquats, et de s'assurer que les systèmes de DME sont sécurisés et conformes aux régulations de confidentialité. Par exemple, impliquer les aides-soignants dans les phases de test et de rétroaction peut aider à identifier et à résoudre les problèmes avant la mise en œuvre complète.

o   Applications et logiciels de triage

Les applications et logiciels de triage ont révolutionné la manière dont les soins d'urgence sont administrés, offrant des outils sophistiqués pour évaluer rapidement et efficacement les besoins des patients. Ces technologies facilitent la priorisation des soins, améliorent la gestion des flux de patients et optimisent l'utilisation des ressources médicales. Pour les aides-soignants, ces outils sont essentiels pour assurer une prise en charge rapide et appropriée des patients, particulièrement dans des environnements à forte pression comme les services des urgences.

L'efficacité du triage automatisé est l'un des principaux avantages des applications de triage. Ces outils utilisent des algorithmes basés sur des protocoles médicaux éprouvés pour évaluer les symptômes des patients et déterminer la gravité de leur condition. Les applications de triage recueillent des informations clés telles que la fréquence cardiaque, la pression artérielle, la saturation en oxygène et les symptômes rapportés par le patient. En quelques minutes, elles peuvent fournir une évaluation initiale et assigner un niveau de priorité, permettant ainsi aux aides-soignants de se concentrer sur les cas les plus urgents. Par exemple, une application peut signaler immédiatement un patient présentant des signes d'infarctus du myocarde, garantissant une intervention rapide.

L'amélioration de la communication et de la coordination des soins est un autre avantage majeur des logiciels de triage. Les informations collectées par ces outils sont instantanément partagées avec l'équipe soignante, facilitant la coordination entre les aides-soignants, les infirmières et les médecins. Cela assure que tous les membres de l'équipe ont accès aux mêmes informations actualisées et peuvent collaborer efficacement pour fournir des soins de qualité. Par exemple, une application de triage peut envoyer des alertes en temps réel aux spécialistes appropriés lorsque des critères critiques sont remplis, garantissant une réponse rapide et coordonnée.

La standardisation des procédures de triage est essentielle pour garantir l'équité et l'efficacité des soins. Les applications et logiciels de triage utilisent des protocoles standardisés qui réduisent les variations dans les évaluations des patients et minimisent les erreurs humaines. Cela assure que tous les patients sont évalués de manière cohérente et objective, indépendamment de l'expérience ou des préjugés du personnel soignant. Par exemple, un logiciel de triage peut utiliser des critères standardisés pour évaluer la gravité des douleurs thoraciques, assurant que chaque patient est traité selon les mêmes normes cliniques.

La collecte et l'analyse des données sont facilités par les applications de triage, offrant des insights précieux pour l'amélioration continue des soins. Les données collectées peuvent être utilisées pour analyser les tendances, identifier les goulots d'étranglement dans les processus de soins et évaluer l'efficacité des interventions. Les responsables de santé peuvent utiliser ces informations pour améliorer les protocoles de triage, optimiser la répartition des ressources et développer des stratégies pour réduire les temps d'attente. Par exemple, l'analyse des données de triage peut révéler des périodes de forte affluence, permettant aux gestionnaires de personnel d'ajuster les horaires pour mieux répondre à la demande.

L'intégration avec les systèmes de dossiers médicaux électroniques (DME) est un aspect crucial des logiciels de triage. Les informations collectées lors du triage peuvent être automatiquement intégrées dans le DME du patient, assurant une continuité des soins sans interruption. Cette intégration permet également aux professionnels de la santé d'accéder facilement aux antécédents médicaux du patient, aux allergies et aux traitements en cours, ce qui est essentiel pour prendre des décisions éclairées. Par exemple, lors du triage d'un patient souffrant de douleurs abdominales, les aides-soignants peuvent consulter immédiatement ses antécédents de maladies gastro-intestinales dans le DME.

Les applications de triage en télémédecine offrent des avantages particuliers pour les soins à distance. Ces outils permettent d'évaluer les patients avant leur arrivée à l'hôpital, optimisant ainsi la gestion des urgences et réduisant les temps d'attente. Les patients peuvent entrer leurs symptômes dans une application de triage depuis leur domicile, et recevoir des instructions sur la nécessité de se rendre aux urgences ou de consulter un médecin par téléconsultation. Par exemple, un patient présentant des symptômes de grippe peut être trié à distance et orienté vers des soins appropriés sans avoir à se déplacer inutilement.

La formation et le soutien aux utilisateurs sont essentiels pour maximiser l'efficacité des applications et logiciels de triage. Les aides-soignants doivent recevoir une formation adéquate pour utiliser ces outils de manière efficace et comprendre les protocoles sous-jacents. Des sessions de formation régulières et un support technique disponible peuvent aider à résoudre les problèmes et à améliorer l'utilisation des applications de triage. Par exemple, des ateliers de formation sur les dernières mises à jour des logiciels de triage peuvent aider les aides-soignants à rester à jour et à utiliser toutes les fonctionnalités disponibles.

Les défis et les considérations éthiques liés à l'utilisation des applications de triage doivent également être pris en compte. Les questions de confidentialité des données, de consentement des patients et d'équité dans l'accès aux technologies sont cruciales. Il est important de garantir que les données des patients sont protégées conformément aux régulations de confidentialité et que les patients sont informés et consentants à l'utilisation des applications de triage. Par exemple, les applications doivent être conçues pour protéger les informations sensibles et fournir des options de consentement claires pour les utilisateurs.

L'impact sur la qualité des soins et l'efficacité du système de santé est significatif. Les applications et logiciels de triage permettent une évaluation proactive, réduisent les hospitalisations inutiles et améliorent la gestion des maladies chroniques. Elles permettent également de libérer des ressources en réduisant le besoin de consultations en personne pour des suivis de routine. Par exemple, la télésurveillance des patients atteints d'insuffisance cardiaque peut réduire les réadmissions hospitalières en permettant une gestion plus étroite et en intervenant rapidement en cas de détérioration de l'état de santé.

- **Innovations et avenir technologique**
  - Intelligence artificielle et machine learning

L'intelligence artificielle (IA) et le machine learning (ML) transforment radicalement le secteur des soins de santé, offrant des possibilités sans précédent pour améliorer la qualité des soins, optimiser les processus et personnaliser les traitements. Ces technologies permettent d'analyser des quantités massives de données avec une précision et une rapidité inégalées, offrant des insights qui seraient autrement inaccessibles. Pour les aides-soignants, l'IA et le ML deviennent des outils indispensables pour améliorer la prise en charge des patients et soutenir les décisions cliniques.

L'analyse prédictive et la prévention sont des domaines où l'IA et le ML montrent un potentiel immense. En analysant les données historiques des patients, ces technologies peuvent identifier des schémas et des tendances qui prédisent les risques de complications ou de maladies futures. Par exemple, les algorithmes de ML peuvent analyser les dossiers médicaux électroniques (DME) pour identifier les patients à haut risque de développer des maladies chroniques comme le diabète ou l'insuffisance cardiaque. Les aides-soignants peuvent utiliser ces informations pour mettre en place des interventions préventives, comme des programmes de gestion du poids ou des régimes alimentaires spécifiques, réduisant ainsi la probabilité de complications graves.

L'assistance à la décision clinique est un autre domaine où l'IA et le ML sont particulièrement utiles. Ces technologies peuvent fournir des recommandations basées sur des preuves en temps réel, en analysant les données des patients et en comparant ces informations à des millions de cas similaires. Par exemple, un système d'IA peut aider un médecin à choisir le traitement le plus efficace pour un patient en se basant sur des données cliniques, des résultats de laboratoire et des antécédents médicaux. Pour les aides-soignants, cela signifie pouvoir accéder à des conseils cliniques précis et personnalisés, améliorant ainsi la qualité des soins prodigués.

Le traitement et l'interprétation des images médicales bénéficient grandement de l'IA et du ML. Les technologies de vision par ordinateur peuvent analyser des radiographies, des IRM et d'autres images médicales avec une précision souvent supérieure à celle des humains. Elles peuvent détecter des anomalies subtiles que les radiologues pourraient manquer, accélérant ainsi le diagnostic et le traitement. Par exemple, un algorithme de ML peut identifier les premiers signes de cancer du poumon sur une radiographie thoracique, permettant une intervention précoce et augmentant les chances de survie du patient.

La personnalisation des soins est rendue possible grâce aux capacités d'analyse de l'IA et du ML. En prenant en compte les caractéristiques individuelles des patients, comme leur génétique, leur mode de vie et leurs préférences, ces technologies peuvent recommander des traitements et des interventions sur mesure. Par exemple, un système d'IA peut analyser les données génétiques d'un patient pour déterminer quelle chimiothérapie sera la plus efficace pour traiter son cancer. Pour les aides-soignants, cela signifie pouvoir fournir des soins plus adaptés et plus efficaces, améliorant ainsi les résultats pour les patients.

La gestion des flux de patients et des ressources est un autre domaine où l'IA et le ML peuvent apporter des améliorations significatives. En analysant les données des admissions, des séjours hospitaliers et des sorties, ces technologies peuvent prévoir les pics d'activité et optimiser la répartition des ressources. Par exemple, un hôpital peut utiliser un algorithme de ML pour prévoir le nombre de patients qui seront admis aux urgences un certain jour, permettant ainsi de planifier le personnel et les ressources nécessaires à l'avance. Cela réduit les temps d'attente, améliore l'efficacité opérationnelle et augmente la satisfaction des patients.

Les chatbots et les assistants virtuels sont des applications de l'IA qui améliorent la communication entre les patients et les professionnels de santé. Ces outils peuvent répondre aux questions des patients, fournir des conseils médicaux de base et aider à la gestion des rendez-vous. Par exemple, un chatbot peut guider un patient à travers un questionnaire de triage avant une consultation, permettant ainsi de recueillir des informations pertinentes et de préparer le terrain pour une consultation plus efficace. Pour les aides-soignants, cela signifie plus de temps pour se concentrer sur les tâches cliniques complexes tout en assurant que les patients reçoivent des réponses rapides à leurs questions.

La recherche clinique et le développement de médicaments bénéficient également des capacités de l'IA et du ML. Ces technologies peuvent analyser des quantités massives de données cliniques et génétiques pour identifier de nouvelles cibles thérapeutiques et accélérer le développement de nouveaux traitements. Par exemple, des algorithmes de ML peuvent analyser les résultats des essais cliniques pour identifier des biomarqueurs prédictifs de la réponse aux médicaments, permettant ainsi de personnaliser les traitements et d'améliorer les taux de réussite.

Les systèmes de surveillance et d'alerte basés sur l'IA peuvent surveiller en continu les signes vitaux des patients et alerter le personnel médical en cas de détection de paramètres anormaux. Par exemple, un système de surveillance en temps réel peut détecter une baisse rapide de la saturation en oxygène chez un patient et alerter immédiatement les aides-soignants pour une intervention rapide. Cela permet de prévenir les complications graves et d'améliorer les résultats cliniques.

Les défis et les considérations éthiques liés à l'utilisation de l'IA et du ML dans les soins de santé sont importants et doivent être abordés avec soin. Les questions de confidentialité des données, de biais algorithmique et de responsabilité sont cruciales. Il est essentiel de garantir que les systèmes d'IA sont transparents, équitables et utilisés de manière éthique. Par exemple, les algorithmes de ML doivent être régulièrement audités pour s'assurer qu'ils ne favorisent pas certains groupes de patients au détriment d'autres, et les données des patients doivent être protégées conformément aux régulations de confidentialité.

La formation et l'éducation des aides-soignants et des autres professionnels de santé sont essentielles pour maximiser les avantages de l'IA et du ML. Les aides-soignants doivent être formés à l'utilisation des outils basés sur l'IA, à l'interprétation des résultats fournis par ces technologies et à la compréhension des limites et des potentiels biais des algorithmes. Des programmes de formation continue et des ateliers pratiques peuvent aider à maintenir un haut niveau de compétence et de confiance dans l'utilisation de ces technologies. Par exemple, des sessions de formation sur l'utilisation des assistants virtuels et des systèmes de surveillance basés sur l'IA peuvent améliorer l'efficacité et la qualité des soins prodigués.

o   Robots et assistance automatisée

Les robots et les systèmes d'assistance automatisée représentent une révolution dans le domaine des soins de santé, offrant des solutions innovantes pour améliorer la qualité des soins, augmenter l'efficacité et alléger la charge de travail des professionnels de la santé. Ces technologies permettent de réaliser des tâches variées, allant de l'assistance aux soins de base à la réalisation de procédures médicales complexes, et ouvrent la voie à une nouvelle ère de soins de santé plus accessibles et plus sûrs.

L'assistance aux soins de base est l'un des domaines où les robots ont un impact significatif. Les robots de soins peuvent aider les aides-soignants dans des tâches quotidiennes telles que le déplacement des patients, l'aide à la toilette, la distribution des repas et l'administration des médicaments. Par exemple, un robot peut être programmé pour aider à soulever et transférer des patients alités, réduisant ainsi le risque de blessures pour les aides-soignants et améliorant le confort et la sécurité des patients. Ces robots sont équipés de capteurs et d'intelligence artificielle pour naviguer dans les environnements de soins et interagir de manière sûre et efficace avec les patients.

La précision et la répétabilité des tâches effectuées par les robots sont particulièrement bénéfiques dans le cadre des soins médicaux. Les robots chirurgicaux, par exemple, permettent de réaliser des opérations avec une précision millimétrique, réduisant ainsi les risques de complications et accélérant la récupération des patients. Les robots chirurgicaux comme le Da Vinci sont utilisés pour des interventions complexes telles que la chirurgie cardiaque, la chirurgie gastro-intestinale et la chirurgie urologique. Ces systèmes robotiques permettent aux chirurgiens de contrôler les instruments avec une grande précision grâce à des consoles de commande, améliorant ainsi les résultats cliniques et réduisant le temps de récupération.

L'assistance à la mobilité est un autre domaine où les robots jouent un rôle crucial. Les robots d'assistance à la mobilité, comme les exosquelettes, aident les patients atteints de troubles moteurs à retrouver leur autonomie. Ces dispositifs soutiennent les mouvements des patients et peuvent être utilisés pour la rééducation après un accident vasculaire cérébral, une lésion de la moelle épinière ou d'autres conditions neurologiques. Par exemple, un patient paraplégique peut utiliser un exosquelette pour se tenir debout et marcher, ce qui contribue à améliorer sa qualité de vie et à réduire les complications associées à l'immobilité prolongée.

Les robots de compagnie offrent un soutien émotionnel et social aux patients, en particulier ceux souffrant de maladies chroniques ou de troubles cognitifs. Ces robots interactifs, tels que Paro le phoque robotisé ou Pepper, sont conçus pour interagir avec les patients, offrir une compagnie et réduire la sensation de solitude. Ils peuvent également être programmés pour rappeler aux patients de prendre leurs médicaments, suivre des routines d'exercice ou participer à des activités cognitives. Par exemple, dans les maisons de retraite, les robots de compagnie peuvent aider à animer des séances de thérapie de groupe, favorisant l'interaction sociale et le bien-être des résidents.

La gestion des médicaments est un domaine critique où les systèmes automatisés apportent des améliorations significatives. Les robots de distribution de médicaments, comme les distributeurs automatiques, assurent une administration précise et ponctuelle des médicaments, réduisant ainsi les erreurs humaines. Ces systèmes peuvent stocker et organiser les médicaments, distribuer les doses correctes aux moments appropriés et fournir des rappels aux patients et aux aides-soignants. Par exemple, un robot de distribution de médicaments dans un hôpital peut être programmé pour préparer et délivrer des doses individuelles de médicaments aux patients selon leur prescription, assurant ainsi la conformité et la sécurité des traitements.

La téléprésence robotisée permet aux professionnels de la santé de consulter et de surveiller les patients à distance. Les robots de téléprésence sont équipés de caméras, de microphones et d'écrans, permettant aux médecins et aux spécialistes de communiquer avec les patients, d'effectuer des examens visuels et de superviser les soins. Par exemple, un robot de téléprésence peut être utilisé dans une unité de soins intensifs pour permettre à un spécialiste de suivre l'évolution d'un patient critique à distance, offrant des consultations et des conseils en temps réel sans nécessiter une présence physique.

Les systèmes de désinfection automatisés utilisent des robots pour nettoyer et désinfecter les environnements de soins de manière efficace et régulière. Ces robots utilisent des technologies telles que les rayons UV-C ou les pulvérisations de désinfectants pour éliminer les agents pathogènes des surfaces et de l'air. Par exemple, dans un hôpital, un robot de désinfection peut être programmé pour naviguer dans les chambres des patients et les zones communes, assurant une désinfection complète et régulière, ce qui est crucial pour prévenir les infections nosocomiales.

L'intégration de l'intelligence artificielle dans les robots de soins de santé permet une adaptation et un apprentissage continus. Les robots équipés d'IA peuvent analyser les données des patients, apprendre des interactions précédentes et adapter leurs comportements en conséquence. Par exemple, un robot de compagnie équipé d'IA peut ajuster ses réponses et ses interactions en fonction des préférences et des besoins spécifiques de chaque patient, offrant ainsi un soutien plus personnalisé et efficace.

Les défis et les considérations éthiques liés à l'utilisation des robots et de l'automatisation dans les soins de santé doivent être abordés avec soin. Il est essentiel de garantir que les robots sont utilisés de manière à respecter la dignité et l'autonomie des patients, et que la confidentialité des données est protégée. De plus, il est important de s'assurer que les robots complètent le travail des aides-soignants et ne remplacent pas les interactions humaines essentielles. Par exemple, les robots doivent être utilisés pour alléger les tâches répétitives et physiquement exigeantes, permettant aux aides-soignants de se concentrer sur des soins plus complexes et personnels.

La formation et le soutien aux utilisateurs sont essentiels pour maximiser les avantages des robots et des systèmes automatisés. Les aides-soignants doivent être formés à l'utilisation de ces technologies, à la compréhension de leurs fonctionnalités et à la gestion des interactions avec les patients. Des programmes de formation continue et des ateliers pratiques peuvent aider à maintenir un haut niveau de compétence et de confiance dans l'utilisation des robots. Par exemple, des sessions de formation sur l'utilisation des robots d'assistance à la mobilité peuvent améliorer la capacité des aides-soignants à aider les patients à utiliser ces dispositifs en toute sécurité et efficacement.

Chapitre 12
Les Pathologies Fréquentes aux Urgences

- **Maladies infectieuses et prévention**
  - Prise en charge des infections courantes

La prise en charge des infections courantes constitue une part essentielle du travail des aides-soignants dans les services de santé. Les infections peuvent aller des infections respiratoires aux infections urinaires, en passant par les infections cutanées et gastro-intestinales. Une gestion efficace de ces infections est cruciale pour prévenir leur propagation, assurer le rétablissement des patients et maintenir un environnement de soins sûr.

Identification précoce des symptômes est la première étape dans la prise en charge des infections courantes. Les aides-soignants doivent être attentifs aux signes et symptômes d'infection, tels que la fièvre, la toux, la douleur, les rougeurs, les gonflements, les écoulements et les changements dans les habitudes de miction ou de défécation. Par exemple, une toux persistante accompagnée de fièvre et de douleurs thoraciques peut indiquer une infection respiratoire comme la bronchite ou la pneumonie.

Hygiène rigoureuse et prévention jouent un rôle crucial dans la gestion des infections. Les aides-soignants doivent suivre des protocoles stricts d'hygiène, notamment le lavage fréquent des mains avec du savon et de l'eau ou l'utilisation de solutions hydroalcooliques. Le port de gants, de masques et de blouses de protection est également essentiel lorsqu'il y a un risque de contamination. Par exemple, le respect des pratiques de lavage des mains avant et après le contact avec chaque patient peut réduire considérablement la propagation des infections nosocomiales.

Évaluation et documentation des infections permettent de suivre l'évolution de l'état du patient et d'ajuster les soins en conséquence. Les aides-soignants doivent documenter soigneusement les signes d'infection, les interventions effectuées et la réponse du patient aux traitements. Cette documentation aide à coordonner les soins avec les autres membres de l'équipe soignante et à assurer une prise en charge continue et cohérente. Par exemple, enregistrer la température corporelle, la fréquence des symptômes et les observations cliniques dans le dossier médical du patient permet de suivre l'évolution de l'infection et d'ajuster le traitement en conséquence.

Administration des traitements prescrits est une tâche essentielle dans la gestion des infections courantes. Les aides-soignants doivent s'assurer que les patients reçoivent les médicaments prescrits, tels que les antibiotiques, les antiviraux ou les antifongiques, conformément aux instructions du médecin. Cela inclut la vérification de la dose correcte, de la voie d'administration et de la fréquence des prises. Par exemple, administrer un antibiotique par voie orale selon un horaire régulier peut aider à combattre une infection bactérienne et à prévenir la résistance aux antibiotiques.

Soutien et éducation des patients sont également cruciaux pour une prise en charge efficace des infections. Les aides-soignants doivent fournir des informations claires et compréhensibles aux patients sur la nature de leur infection, les traitements prescrits et les mesures préventives à suivre pour éviter la propagation de l'infection. Par exemple, expliquer à un patient souffrant d'une infection urinaire l'importance de boire beaucoup d'eau et de suivre le traitement antibiotique complet peut aider à accélérer le rétablissement et à prévenir les récidives.

Prise en charge des symptômes est une partie intégrante du traitement des infections. Les aides-soignants doivent être attentifs au confort des patients et utiliser des méthodes appropriées pour soulager les symptômes. Cela peut inclure l'administration d'analgésiques pour la douleur, d'antipyrétiques pour la fièvre et de médicaments antitussifs pour la toux. Par exemple, fournir un traitement symptomatique pour soulager la douleur et la fièvre chez un patient atteint de la grippe peut améliorer son confort et favoriser une meilleure récupération.

Suivi et évaluation continue de l'état des patients permettent de détecter rapidement toute complication ou détérioration de l'état de santé. Les aides-soignants doivent surveiller les signes vitaux, évaluer la réponse au traitement et être prêts à alerter les médecins en cas de besoin. Par exemple, surveiller la saturation en oxygène chez un patient souffrant d'une infection respiratoire aiguë permet de détecter rapidement les signes de détresse respiratoire et de prendre les mesures appropriées.

Collaboration interdisciplinaire est essentielle pour une prise en charge complète des infections courantes. Les aides-soignants doivent travailler en étroite collaboration avec les médecins, les infirmières, les pharmaciens et les autres professionnels de la santé pour assurer une approche coordonnée et efficace. Cela inclut la participation aux réunions d'équipe, la communication des observations cliniques et la mise en œuvre des plans de soins élaborés en concertation. Par exemple, discuter des cas complexes lors des réunions d'équipe permet de définir les meilleures stratégies de traitement et de prévention des infections.

Mesures d'isolement et de quarantaine peuvent être nécessaires pour prévenir la propagation des infections contagieuses. Les aides-soignants doivent suivre les protocoles d'isolement appropriés, tels que l'isolement des patients infectés, l'utilisation de chambres individuelles et le port d'équipements de protection individuelle. Par exemple, en cas d'infection à Clostridium difficile, l'isolement du patient et le renforcement des mesures d'hygiène peuvent prévenir la transmission de cette infection nosocomiale hautement contagieuse.

Éducation continue et formation sont cruciales pour maintenir les compétences des aides-soignants à jour et garantir une prise en charge efficace des infections. Participer à des formations régulières sur les nouvelles pratiques, les protocoles de prévention des infections et les traitements innovants permet aux aides-soignants de rester informés et compétents. Par exemple, assister à des ateliers sur les dernières recommandations en matière de gestion des infections respiratoires peut améliorer les connaissances et les pratiques des aides-soignants dans ce domaine.

- Protocoles en cas d'épidémie

Les protocoles en cas d'épidémie sont essentiels pour garantir la sécurité des patients et du personnel soignant, contrôler la propagation de la maladie et assurer la continuité des soins. Les aides-soignants jouent un rôle crucial dans la mise en œuvre de ces protocoles, qui englobent des mesures de prévention, de surveillance, de traitement et de communication. Une approche structurée et rigoureuse est nécessaire pour gérer efficacement une épidémie et minimiser ses impacts.

La préparation et la planification sont les premières étapes cruciales pour faire face à une épidémie. Cela implique l'élaboration de plans d'urgence détaillés, comprenant des protocoles de prévention, des stratégies de réponse rapide et des plans de continuité des opérations. Les aides-soignants doivent être formés aux procédures spécifiques pour chaque type d'épidémie, comme les infections respiratoires, les maladies gastro-intestinales ou les infections transmissibles par le sang. Par exemple, un plan d'urgence pour une épidémie de grippe inclut des protocoles de vaccination, des mesures d'isolement et des procédures de désinfection renforcées.

La surveillance et la détection précoce des cas sont essentielles pour contenir une épidémie. Les aides-soignants doivent être vigilants et capables d'identifier rapidement les signes et symptômes de la maladie. Cela inclut la prise régulière des signes vitaux, l'observation des symptômes cliniques et l'utilisation de questionnaires de dépistage standardisés. Par exemple, lors d'une épidémie de gastro-entérite, les aides-soignants doivent surveiller les patients pour des symptômes tels que des vomissements, des diarrhées et des douleurs abdominales, et signaler immédiatement tout cas suspect.

Les mesures d'hygiène et de prévention des infections sont au cœur des protocoles en cas d'épidémie. Les aides-soignants doivent suivre des pratiques strictes de lavage des mains, utiliser des équipements de protection individuelle (EPI) tels que des gants, des masques, des blouses et des lunettes de protection, et assurer une désinfection régulière des surfaces et des équipements médicaux. Par exemple, pendant une épidémie de COVID-19, l'utilisation de masques N95 et de désinfectants à base d'alcool est essentielle pour réduire la transmission du virus.

L'isolement et la quarantaine sont des mesures cruciales pour contrôler la propagation de la maladie. Les aides-soignants doivent connaître et appliquer les protocoles d'isolement appropriés, tels que l'isolement des patients infectés dans des chambres individuelles ou des zones dédiées, et la mise en quarantaine des personnes exposées. Ils doivent également gérer les flux de patients pour minimiser les contacts entre les patients infectés et les autres. Par exemple, en cas d'épidémie de tuberculose, les patients doivent être isolés dans des chambres à pression négative pour prévenir la transmission aérienne du bacille tuberculeux.

La communication et l'éducation sont essentielles pour assurer une réponse coordonnée et efficace à une épidémie. Les aides-soignants doivent être informés des protocoles en vigueur et des mises à jour régulières sur la situation épidémique. Ils doivent également communiquer clairement avec les patients et leurs familles, leur fournissant des informations sur la maladie, les mesures de prévention et les soins à domicile. Par exemple, lors d'une épidémie de rougeole, il est crucial de sensibiliser les parents à l'importance de la vaccination et des mesures de prévention des éruptions cutanées.

La gestion des ressources et des fournitures médicales est cruciale pour maintenir la continuité des soins pendant une épidémie. Les aides-soignants doivent s'assurer que les stocks d'EPI, de médicaments et de désinfectants sont suffisants et bien gérés. Ils doivent également être prêts à adapter les protocoles en fonction de la disponibilité des ressources. Par exemple, en cas de pénurie de masques, il peut être nécessaire de prioriser leur utilisation pour les soins directs aux patients et de trouver des alternatives pour les autres situations.

Le soutien émotionnel et psychologique pour le personnel soignant et les patients est essentiel pendant une épidémie. Les aides-soignants doivent être attentifs aux signes de stress et de détresse chez leurs collègues et les patients, et savoir comment offrir un soutien approprié. Cela peut inclure des techniques de gestion du stress, des séances de débriefing et l'accès à des services de soutien psychologique. Par exemple, pendant une épidémie de grippe sévère, les aides-soignants peuvent organiser des sessions de soutien pour aider leurs collègues à gérer la charge émotionnelle et le stress lié à la situation.

La formation continue et les exercices de simulation sont essentiels pour préparer les aides-soignants à répondre efficacement à une épidémie. Participer régulièrement à des formations sur les protocoles de gestion des épidémies et à des exercices de simulation permet de maintenir un haut niveau de compétence et de réactivité. Par exemple, des simulations d'évacuation d'urgence ou de gestion d'un afflux massif de patients peuvent aider les aides-soignants à se préparer aux défis logistiques et cliniques d'une véritable épidémie.

L'évaluation et l'amélioration continue des protocoles sont cruciales pour tirer des leçons des épidémies passées et améliorer la préparation future. Les aides-soignants doivent participer à des audits post-épidémiques et à des analyses de retour d'expérience pour identifier les points forts et les domaines à améliorer. Par exemple, après une épidémie de grippe, une évaluation des protocoles de vaccination et de gestion des patients peut révéler des opportunités pour renforcer la prévention et la réponse rapide.

- **Les urgences psychiatriques**
  - Gestion des crises psychiatriques

La gestion des crises psychiatriques est une composante essentielle des soins de santé, nécessitant des compétences spécifiques et une approche empathique. Les aides-soignants jouent un rôle crucial dans la prise en charge de ces situations délicates, en assurant la sécurité du patient et de l'entourage tout en fournissant un soutien émotionnel et des interventions appropriées. Les crises psychiatriques peuvent inclure des épisodes de psychose aiguë, des tentatives de suicide, des états de panique sévère ou des comportements agressifs. Une gestion efficace repose sur une combinaison de connaissances cliniques, de compétences en communication et de stratégies d'intervention.

L'évaluation initiale et la détection des signes de crise sont les premières étapes essentielles. Les aides-soignants doivent être formés à reconnaître les symptômes précoces d'une crise psychiatrique, tels que l'agitation, la confusion, les hallucinations, les délires, l'isolement soudain ou les expressions verbales de détresse. Une évaluation rapide et précise permet de déterminer la gravité de la situation et de planifier les interventions nécessaires. Par exemple, un patient présentant des signes de psychose aiguë, comme des hallucinations auditives ou visuelles, nécessite une évaluation immédiate pour assurer sa sécurité et celle des autres.

La communication et l'empathie sont cruciales dans la gestion des crises psychiatriques. Les aides-soignants doivent utiliser des techniques de communication non menaçantes et empathiques pour établir un rapport de confiance avec le patient. Cela inclut l'écoute active, le maintien d'un contact visuel apaisant et l'utilisation d'un langage simple et rassurant. Par exemple, parler doucement et clairement, en évitant les gestes brusques, peut aider à calmer un patient en état de panique. L'empathie permet de reconnaître et de valider les sentiments du patient, ce qui peut réduire son anxiété et faciliter la collaboration.

Les techniques de désescalade sont essentielles pour gérer les comportements agressifs ou violents sans recourir à la force physique. Les aides-soignants doivent être formés à des stratégies de désescalade, telles que la création d'un environnement calme, l'utilisation de techniques de relaxation et la négociation. Par exemple, inviter le patient à s'asseoir et à respirer profondément peut aider à réduire son agitation. Offrir des choix, lorsque cela est possible, peut également donner au patient un sentiment de contrôle et réduire sa résistance.

L'intervention pharmacologique, sous la supervision d'un médecin, peut être nécessaire pour gérer les crises psychiatriques sévères. Les aides-soignants doivent être capables d'administrer des médicaments prescrits, tels que des antipsychotiques, des anxiolytiques ou des sédatifs, et de surveiller les effets secondaires. Par exemple, l'administration d'un anxiolytique peut être nécessaire pour un patient en état de panique aiguë. Il est crucial de documenter toutes les interventions pharmacologiques et de communiquer avec l'équipe médicale pour ajuster le traitement en fonction de la réponse du patient.

La création d'un environnement sûr est primordiale pour la gestion des crises psychiatriques. Les aides-soignants doivent veiller à éliminer les objets potentiellement dangereux et à sécuriser les espaces pour prévenir les auto-mutilations ou les agressions. Par exemple, retirer les objets tranchants et verrouiller les armoires de médicaments peut réduire les risques. En cas de comportement suicidaire, il est essentiel de surveiller le patient de manière continue et de mettre en place des mesures de protection renforcées.

Le soutien psychologique et émotionnel est une composante clé de la prise en charge des crises psychiatriques. Les aides-soignants doivent offrir un soutien continu, en restant calmes et présents auprès du patient. Encourager le patient à exprimer ses sentiments et ses pensées peut aider à réduire sa détresse émotionnelle. Par exemple, demander au patient de parler de ce qui le trouble ou de ce qu'il ressent peut offrir un exutoire émotionnel et faciliter la gestion de la crise.

La collaboration interdisciplinaire est essentielle pour une prise en charge complète et coordonnée des crises psychiatriques. Les aides-soignants doivent travailler en étroite collaboration avec les psychiatres, les psychologues, les infirmières spécialisées en santé mentale et les travailleurs sociaux pour élaborer et mettre en œuvre des plans de soins individualisés. Les réunions d'équipe régulières permettent de partager des informations, d'évaluer les progrès et d'ajuster les interventions. Par exemple, discuter des besoins spécifiques d'un patient et élaborer un plan de sortie sécurisé peut assurer une transition en douceur vers des soins continus.

La documentation et le suivi des interventions sont essentiels pour assurer une prise en charge efficace et continue. Les aides-soignants doivent consigner toutes les observations cliniques, les interventions effectuées et les réponses du patient dans son dossier médical. Cela inclut la documentation des signes de crise, des techniques de désescalade utilisées, des médicaments administrés et des communications avec l'équipe médicale. Par exemple, noter les améliorations observées après l'administration d'un médicament anxiolytique peut aider à ajuster le traitement futur.

L'éducation et la sensibilisation des patients et de leurs familles sont cruciales pour prévenir les crises futures et promouvoir une meilleure gestion de la santé mentale. Les aides-soignants doivent fournir des informations sur la nature de la maladie mentale, les déclencheurs potentiels des crises et les stratégies de gestion du stress. Impliquer les familles dans le processus de soins peut offrir un soutien supplémentaire au patient et améliorer la compréhension de la condition. Par exemple, expliquer aux proches comment reconnaître les signes précoces d'une crise et comment réagir de manière appropriée peut renforcer le réseau de soutien du patient.

La formation continue et le développement professionnel des aides-soignants sont essentiels pour maintenir des compétences à jour et améliorer la qualité des soins en santé mentale. Participer à des formations sur les nouvelles techniques de gestion des crises, les traitements innovants et les meilleures pratiques cliniques permet aux aides-soignants de rester informés et compétents. Par exemple, suivre des cours de formation sur les interventions de crise et les stratégies de désescalade peut améliorer la capacité des aides-soignants à gérer efficacement les situations complexes.

- Collaboration avec les services de santé mentale

La collaboration avec les services de santé mentale est essentielle pour offrir des soins complets et holistiques aux patients. Cette collaboration permet de combiner les compétences des aides-soignants avec l'expertise des professionnels de la santé mentale, garantissant une prise en charge adaptée et coordonnée des troubles mentaux. Une approche intégrée facilite le diagnostic, le traitement et le suivi des patients, tout en assurant leur bien-être global.

L'évaluation initiale et le dépistage sont les premières étapes de la collaboration entre les aides-soignants et les services de santé mentale. Les aides-soignants jouent un rôle crucial dans l'identification des signes précoces de troubles mentaux chez les patients. En observant les comportements, les émotions et les interactions sociales, ils peuvent détecter des symptômes tels que l'anxiété, la dépression, la psychose ou les troubles de l'humeur. Par exemple, un aide-soignant peut remarquer qu'un patient devient de plus en plus isolé et présente des signes de dépression, ce qui peut déclencher une évaluation plus approfondie par un professionnel de la santé mentale.

La communication et le partage d'informations sont essentiels pour une collaboration efficace. Les aides-soignants doivent transmettre des informations pertinentes sur l'état du patient, ses antécédents médicaux et ses comportements observés aux professionnels de la santé mentale. Cette communication bidirectionnelle permet de créer une image complète du patient et de planifier des interventions appropriées. Par exemple, partager des observations sur les changements d'humeur ou les épisodes de confusion peut aider les psychiatres et les psychologues à affiner leurs diagnostics et leurs plans de traitement.

La participation aux réunions d'équipe multidisciplinaires est une pratique courante dans les établissements de santé qui favorise la collaboration. Ces réunions réunissent des aides-soignants, des infirmières, des psychiatres, des psychologues, des travailleurs sociaux et d'autres professionnels de la santé pour discuter des cas des patients et élaborer des plans de soins intégrés. Les aides-soignants apportent leur perspective unique, fondée sur des interactions quotidiennes et des observations directes, enrichissant ainsi la discussion et contribuant à des décisions mieux informées. Par exemple, lors d'une réunion de cas, un aide-soignant peut partager des informations sur la manière dont un patient réagit aux interventions quotidiennes, ce qui peut influencer les ajustements du traitement.

L'élaboration de plans de soins personnalisés est une tâche collaborative qui intègre les contributions de divers professionnels de la santé. Les aides-soignants travaillent en étroite collaboration avec les services de santé mentale pour développer des plans de soins qui répondent aux besoins spécifiques des patients. Ces plans peuvent inclure des thérapies psychologiques, des interventions pharmacologiques, des activités de réhabilitation et des mesures de soutien social. Par exemple, un plan de soins pour un patient atteint de schizophrénie peut combiner des médicaments antipsychotiques, des séances de thérapie cognitive et comportementale, et des activités de réintégration sociale.

L'administration et la surveillance des traitements sont des aspects cruciaux de la collaboration. Les aides-soignants jouent un rôle clé dans l'administration des médicaments prescrits par les psychiatres et dans la surveillance des effets secondaires. Ils doivent également s'assurer que les patients suivent les régimes thérapeutiques et signaler toute non-conformité ou tout effet indésirable. Par exemple, un aide-soignant peut être chargé de superviser la prise quotidienne de médicaments d'un patient et de documenter tout changement dans son comportement ou ses symptômes.

Le soutien émotionnel et psychologique fourni par les aides-soignants est complémentaire aux interventions des professionnels de la santé mentale. Les aides-soignants offrent une présence rassurante et un soutien quotidien, aidant les patients à gérer le stress et les émotions difficiles. Ils utilisent des techniques de communication empathiques pour encourager les patients à exprimer leurs sentiments et à participer activement à leur propre rétablissement. Par exemple, en écoutant activement un patient qui exprime ses préoccupations, un aide-soignant peut offrir un soutien émotionnel crucial et renforcer la relation thérapeutique.

Les interventions de crise et la gestion des urgences psychiatriques nécessitent une coordination étroite entre les aides-soignants et les services de santé mentale. Lorsqu'un patient présente des signes de crise, comme des comportements suicidaires ou une agitation sévère, les aides-soignants doivent intervenir rapidement et de manière appropriée. Ils suivent les protocoles établis pour assurer la sécurité du patient et de l'entourage, tout en alertant les professionnels de la santé mentale pour une évaluation urgente. Par exemple, en cas de crise suicidaire, un aide-soignant peut assurer la sécurité immédiate du patient en le surveillant de près et en contactant rapidement le psychiatre de garde.

La réhabilitation et la réintégration sociale sont des objectifs importants de la collaboration avec les services de santé mentale. Les aides-soignants participent à des programmes de réhabilitation qui visent à améliorer les compétences sociales, la gestion des symptômes et l'autonomie des patients. Ils travaillent avec les ergothérapeutes, les éducateurs spécialisés et les travailleurs sociaux pour organiser des activités qui favorisent la réintégration sociale et l'amélioration de la qualité de vie. Par exemple, organiser des ateliers de groupe sur les compétences de vie quotidienne ou accompagner les patients dans des sorties communautaires peut favoriser leur réhabilitation et leur intégration sociale.

L'éducation continue et la formation des aides-soignants sont essentielles pour maintenir un haut niveau de compétence dans la gestion des troubles mentaux. Les aides-soignants doivent participer à des formations régulières sur les meilleures pratiques en santé mentale, les nouvelles thérapies et les techniques de communication efficaces. Cela leur permet de rester à jour avec les avancées du domaine et d'améliorer continuellement la qualité des soins. Par exemple, suivre des formations sur les interventions de crise ou les techniques de désescalade peut renforcer la capacité des aides-soignants à gérer efficacement les situations complexes.

La sensibilisation et l'éducation des familles sont également cruciales dans la prise en charge des troubles mentaux. Les aides-soignants collaborent avec les services de santé mentale pour offrir des ressources et des informations aux familles des patients. Cela inclut des sessions éducatives sur les troubles mentaux, des conseils sur la gestion des symptômes à domicile et des stratégies de soutien. Par exemple, organiser des réunions avec les familles pour discuter des progrès du patient et offrir des conseils pratiques peut renforcer le soutien familial et améliorer les résultats de traitement.

- **Toxicologie et intoxications**
  - Prise en charge des intoxications médicamenteuses

La prise en charge des intoxications médicamenteuses est une tâche complexe et critique qui nécessite une intervention rapide et coordonnée. Les aides-soignants jouent un rôle essentiel dans la reconnaissance des signes d'intoxication, la mise en œuvre des premières mesures de secours, et la coordination avec les autres professionnels de la santé pour assurer un traitement efficace. Une gestion adéquate des intoxications médicamenteuses repose sur une combinaison de connaissances cliniques, de compétences en communication et de capacités de réaction rapide.

Identification précoce des signes et symptômes est la première étape cruciale. Les aides-soignants doivent être formés à reconnaître les signes d'intoxication médicamenteuse, qui peuvent varier en fonction du type et de la dose du médicament ingéré. Les symptômes courants incluent des nausées, des vomissements, des douleurs abdominales, des vertiges, des convulsions, une confusion, une somnolence excessive, une respiration ralentie et des changements de la fréquence cardiaque. Par exemple, une intoxication aux opioïdes peut se manifester par une dépression respiratoire sévère et un rétrécissement des pupilles.

Évaluation rapide et précise est essentielle pour déterminer la gravité de l'intoxication. Les aides-soignants doivent recueillir des informations cruciales, telles que le nom du médicament, la dose ingérée, l'heure de l'ingestion et les symptômes observés. Cette évaluation initiale permet de guider les interventions immédiates et de transmettre des informations précises aux professionnels de la santé. Par exemple, dans le cas d'une intoxication à l'acétaminophène, connaître l'heure précise de l'ingestion est crucial pour décider du traitement approprié, comme l'administration de charbon activé ou de N-acétylcystéine.

Les premières mesures de secours sont souvent nécessaires avant l'arrivée des secours médicaux ou le transfert à l'hôpital. Les aides-soignants doivent savoir comment stabiliser le patient et prévenir l'aggravation de son état. Cela peut inclure la mise en position latérale de sécurité pour prévenir l'aspiration en cas de vomissements, l'administration de charbon activé pour limiter l'absorption du médicament dans le tractus gastro-intestinal, ou la surveillance des signes vitaux. Par exemple, en cas d'intoxication aux benzodiazépines, l'administration de charbon activé peut être appropriée si l'ingestion a eu lieu dans l'heure précédente.

Communication efficace avec les services d'urgence est vitale pour assurer une prise en charge rapide et appropriée. Les aides-soignants doivent fournir des informations claires et précises aux équipes d'urgence, y compris les signes et symptômes observés, les interventions déjà effectuées et les détails sur le médicament ingéré. Cette communication permet aux professionnels de santé de préparer les interventions nécessaires avant l'arrivée du patient. Par exemple, informer l'équipe d'urgence qu'un patient a ingéré une grande quantité d'antidépresseurs tricycliques peut leur permettre de préparer des traitements spécifiques, comme l'administration de bicarbonate de sodium pour traiter les arythmies cardiaques.

Administration des antidotes et traitements spécifiques est une étape clé dans la prise en charge des intoxications médicamenteuses. Les aides-soignants doivent suivre les protocoles médicaux pour l'administration d'antidotes spécifiques lorsque cela est nécessaire. Par exemple, dans le cas d'une intoxication aux opioïdes, l'administration de naloxone peut inverser rapidement les effets dépressifs sur le système respiratoire. Il est crucial de surveiller attentivement les patients après l'administration des antidotes pour détecter toute récurrence des symptômes ou des effets secondaires.

Surveillance continue et évaluation sont essentielles pour assurer la stabilité du patient et détecter toute complication. Les aides-soignants doivent surveiller régulièrement les signes vitaux, évaluer la réponse au traitement et être prêts à intervenir en cas de détérioration de l'état du patient. Par exemple, en cas d'intoxication au lithium, une surveillance continue des niveaux de lithium dans le sang, de la fonction rénale et de l'état neurologique est nécessaire pour prévenir les complications sévères.

Éducation et prévention jouent un rôle important dans la gestion des intoxications médicamenteuses. Les aides-soignants doivent sensibiliser les patients et leurs familles sur les risques associés à l'utilisation des médicaments, les signes d'intoxication et les mesures à prendre en cas de surdosage. Cela inclut des conseils sur la gestion sécurisée des médicaments, la lecture attentive des étiquettes et des prescriptions, et la consultation rapide d'un professionnel de santé en cas de doute. Par exemple, expliquer aux patients les dangers de mélanger des médicaments sédatifs avec de l'alcool peut prévenir des intoxications potentielles.

Collaboration interdisciplinaire est cruciale pour une prise en charge complète et efficace des intoxications médicamenteuses. Les aides-soignants doivent travailler en étroite collaboration avec les médecins, les pharmaciens, les infirmières et les spécialistes en toxicologie pour élaborer et mettre en œuvre des plans de traitement adaptés. Cette collaboration permet de partager des informations pertinentes, de coordonner les interventions et d'assurer une prise en charge continue du patient. Par exemple, un aide-soignant peut collaborer avec un pharmacien pour vérifier les interactions médicamenteuses potentielles et ajuster les traitements en conséquence.

Documentation rigoureuse et suivi sont essentiels pour garantir la continuité des soins et l'évaluation des interventions. Les aides-soignants doivent consigner toutes les observations cliniques, les traitements administrés, les réponses aux traitements et les communications avec les autres professionnels de santé dans le dossier médical du patient. Cette documentation permet de suivre l'évolution de l'état du patient et d'ajuster les soins en fonction des besoins. Par exemple, enregistrer les niveaux de conscience et les signes vitaux après l'administration de naloxone permet de surveiller l'efficacité du traitement et de détecter toute récurrence des symptômes.

Formation continue et amélioration des compétences des aides-soignants sont essentielles pour maintenir un haut niveau de compétence dans la gestion des intoxications médicamenteuses. Participer à des formations régulières sur les nouvelles pratiques, les antidotes émergents et les protocoles de prise en charge permet aux aides-soignants de rester informés et compétents. Par exemple, suivre des cours de formation sur les dernières avancées en toxicologie clinique peut améliorer la capacité des aides-soignants à gérer efficacement les situations d'urgence liées aux intoxications médicamenteuses.

- Gestion des surdoses et des empoisonnements

La gestion des surdoses et des empoisonnements est une composante critique des soins de santé, nécessitant une réponse rapide et coordonnée pour prévenir des conséquences potentiellement fatales. Les aides-soignants jouent un rôle essentiel dans la détection précoce, l'intervention immédiate, et la coordination avec les autres professionnels de santé pour assurer un traitement efficace. Une gestion réussie repose sur des connaissances cliniques solides, des compétences en communication et une capacité à réagir rapidement et de manière appropriée.

Identification précoce des signes et symptômes est la première étape cruciale. Les aides-soignants doivent être capables de reconnaître rapidement les signes de surdose ou d'empoisonnement, qui peuvent varier en fonction de la substance ingérée. Les symptômes courants peuvent inclure des nausées, des vomissements, des douleurs abdominales, des vertiges, des convulsions, une confusion, une somnolence excessive, une respiration ralentie, et des changements de la fréquence cardiaque. Par exemple, une surdose d'opioïdes se manifeste souvent par une dépression respiratoire sévère, un rétrécissement des pupilles et une perte de conscience.

Évaluation rapide et précise est essentielle pour déterminer la gravité de l'intoxication et guider les interventions initiales. Les aides-soignants doivent recueillir des informations cruciales, telles que le nom de la substance, la quantité ingérée, l'heure de l'ingestion, et les symptômes observés. Cette évaluation permet de décider des mesures immédiates à prendre et de transmettre des informations précises aux services d'urgence. Par exemple, en cas de surdose d'acétaminophène, connaître l'heure précise de l'ingestion est crucial pour décider du traitement, tel que l'administration de charbon activé ou de N-acétylcystéine.

Les premières mesures de secours sont souvent nécessaires avant l'arrivée des secours médicaux ou le transfert à l'hôpital. Les aides-soignants doivent stabiliser le patient et prévenir l'aggravation de son état. Cela peut inclure la mise en position latérale de sécurité pour prévenir l'aspiration en cas de vomissements, l'administration de charbon activé pour limiter l'absorption de la substance dans le tractus gastro-intestinal, ou la surveillance des signes vitaux. Par exemple, en cas de surdose de benzodiazépines, l'administration de charbon activé peut être appropriée si l'ingestion a eu lieu dans l'heure précédente.

Communication efficace avec les services d'urgence est vitale pour assurer une prise en charge rapide et appropriée. Les aides-soignants doivent fournir des informations claires et précises aux équipes d'urgence, y compris les signes et symptômes observés, les interventions déjà effectuées, et les détails sur la substance ingérée. Cette communication permet aux professionnels de santé de préparer les interventions nécessaires avant l'arrivée du patient. Par exemple, informer l'équipe d'urgence qu'un patient a ingéré une grande quantité d'antidépresseurs tricycliques peut les aider à préparer des traitements spécifiques, comme l'administration de bicarbonate de sodium pour traiter les arythmies cardiaques.

Administration des antidotes et traitements spécifiques est une étape clé dans la gestion des surdoses et des empoisonnements. Les aides-soignants doivent suivre les protocoles médicaux pour l'administration d'antidotes spécifiques lorsque cela est nécessaire. Par exemple, dans le cas d'une surdose d'opioïdes, l'administration de naloxone peut inverser rapidement les effets dépressifs sur le système respiratoire. Il est crucial de surveiller attentivement les patients après l'administration des antidotes pour détecter toute récurrence des symptômes ou des effets secondaires.

Surveillance continue et évaluation sont essentielles pour assurer la stabilité du patient et détecter toute complication. Les aides-soignants doivent surveiller régulièrement les signes vitaux, évaluer la réponse au traitement et être prêts à intervenir en cas de détérioration de l'état du patient. Par exemple, en cas d'empoisonnement au lithium, une surveillance continue des niveaux de lithium dans le sang, de la fonction rénale et de l'état neurologique est nécessaire pour prévenir les complications sévères.

Éducation et prévention jouent un rôle important dans la gestion des surdoses et des empoisonnements. Les aides-soignants doivent sensibiliser les patients et leurs familles aux risques associés à l'utilisation des substances, aux signes de surdose et aux mesures à prendre en cas de surdosage. Cela inclut des conseils sur la gestion sécurisée des médicaments, la lecture attentive des étiquettes et des prescriptions, et la consultation rapide d'un professionnel de santé en cas de doute. Par exemple, expliquer aux patients les dangers de mélanger des médicaments sédatifs avec de l'alcool peut prévenir des intoxications potentielles.

Collaboration interdisciplinaire est cruciale pour une prise en charge complète et efficace des surdoses et des empoisonnements. Les aides-soignants doivent travailler en étroite collaboration avec les médecins, les pharmaciens, les infirmières, et les spécialistes en toxicologie pour élaborer et mettre en œuvre des plans de traitement adaptés. Cette collaboration permet de partager des informations pertinentes, de coordonner les interventions et d'assurer une prise en charge continue du patient. Par exemple, un aide-soignant peut collaborer avec un pharmacien pour vérifier les interactions médicamenteuses potentielles et ajuster les traitements en conséquence.

Documentation rigoureuse et suivi sont essentiels pour garantir la continuité des soins et l'évaluation des interventions. Les aides-soignants doivent consigner toutes les observations cliniques, les traitements administrés, les réponses aux traitements, et les communications avec les autres professionnels de santé dans le dossier médical du patient. Cette documentation permet de suivre l'évolution de l'état du patient et d'ajuster les soins en fonction des besoins. Par exemple, enregistrer les niveaux de conscience et les signes vitaux après l'administration de naloxone permet de surveiller l'efficacité du traitement et de détecter toute récurrence des symptômes.

Formation continue et amélioration des compétences des aides-soignants sont essentielles pour maintenir un haut niveau de compétence dans la gestion des surdoses et des empoisonnements. Participer à des formations régulières sur les nouvelles pratiques, les antidotes émergents, et les protocoles de prise en charge permet aux aides-soignants de rester informés et compétents. Par exemple, suivre des cours de formation sur les dernières avancées en toxicologie clinique peut améliorer la capacité des aides-soignants à gérer efficacement les situations d'urgence liées aux intoxications.

Chapitre 14
Les Urgences en Situation de Crise

- **Gestion des catastrophes naturelles et accidents majeurs**
  - Plans d'urgence et coordination interservices

Les plans d'urgence et la coordination interservices sont essentiels pour assurer une réponse rapide et efficace face aux situations de crise. Ces plans permettent de structurer les interventions, de mobiliser les ressources nécessaires et de garantir une communication fluide entre les différents services de santé. Les aides-soignants jouent un rôle crucial dans la mise en œuvre de ces plans, en assurant une prise en charge adaptée des patients et en collaborant étroitement avec les autres professionnels de santé.

La préparation et la planification sont les premières étapes dans l'élaboration des plans d'urgence. Les établissements de santé doivent disposer de protocoles détaillés pour différents types de crises, comme les catastrophes naturelles, les épidémies, les incidents chimiques, biologiques, radiologiques et nucléaires (CBRN), et les afflux massifs de patients. Ces plans doivent inclure des procédures spécifiques pour l'évacuation, le triage, le traitement des patients, et la mobilisation des ressources. Les aides-soignants doivent être formés à ces protocoles et participer régulièrement à des exercices de simulation pour s'assurer qu'ils sont prêts à réagir efficacement en cas d'urgence.

Le triage et l'évaluation initiale sont des étapes cruciales dans la gestion des urgences. Les aides-soignants doivent être capables de réaliser un triage rapide et précis des patients pour déterminer la priorité des soins. Cela inclut l'évaluation des signes vitaux, des symptômes et des blessures, ainsi que l'utilisation de systèmes de classification des urgences, comme le système START (Simple Triage and Rapid Treatment). Par exemple, lors d'un accident de masse, les aides-soignants doivent être capables de distinguer les patients nécessitant une intervention immédiate de ceux pouvant attendre, afin de maximiser les chances de survie et de réduire la morbidité.

La communication et la coordination entre les différents services de santé sont essentielles pour une réponse efficace. Les aides-soignants doivent travailler en étroite collaboration avec les médecins, les infirmières, les techniciens médicaux, les services d'urgence et les autorités sanitaires. Une communication claire et rapide permet de partager des informations vitales, de coordonner les interventions et de garantir une prise en charge continue des patients. Par exemple, lors d'une épidémie, la coordination entre les services de santé publique, les hôpitaux et les laboratoires de diagnostic est essentielle pour surveiller la propagation de la maladie et mettre en place des mesures de contrôle appropriées.

La mobilisation des ressources et des fournitures est une composante clé des plans d'urgence. Les aides-soignants doivent s'assurer que les stocks d'équipements de protection individuelle (EPI), de médicaments, de matériel médical et de fournitures essentielles sont suffisants et accessibles. Ils doivent également savoir comment utiliser ces ressources de manière efficace et rationnelle en fonction des besoins prioritaires. Par exemple, lors d'une crise sanitaire, il est crucial de gérer les stocks de masques, de gants, de désinfectants et d'autres EPI pour protéger le personnel de santé et les patients.

L'intervention et la prise en charge des patients pendant une urgence nécessitent des compétences spécifiques et une adaptation rapide aux circonstances. Les aides-soignants doivent être capables de stabiliser les patients, d'administrer les traitements nécessaires, de surveiller les signes vitaux et de documenter toutes les interventions de manière rigoureuse. Par exemple, lors d'une intoxication de masse, ils doivent savoir administrer des antidotes, fournir des soins de soutien et coordonner les transferts vers des centres spécialisés si nécessaire.

Le soutien psychologique et émotionnel pour les patients, leurs familles et le personnel soignant est également crucial pendant une crise. Les aides-soignants doivent offrir une écoute attentive, des conseils rassurants et des interventions pour réduire le stress et l'anxiété. Par exemple, en cas de catastrophe naturelle, ils peuvent organiser des sessions de débriefing et de soutien psychologique pour aider les personnes touchées à gérer les traumatismes et les pertes.

La documentation et le suivi des interventions sont essentiels pour assurer une gestion efficace des urgences et une amélioration continue des plans d'urgence. Les aides-soignants doivent consigner toutes les actions prises, les traitements administrés et les réponses des patients dans des dossiers médicaux détaillés. Cette documentation permet de tirer des leçons des interventions passées, d'identifier les points forts et les domaines à améliorer, et de préparer des rapports pour les autorités de santé publique et les organismes de régulation.

La formation continue et les exercices de simulation sont indispensables pour maintenir la compétence et la réactivité des aides-soignants en cas d'urgence. Participer à des formations régulières sur les dernières pratiques en gestion des urgences, les nouvelles technologies et les protocoles actualisés permet de rester préparé à toute éventualité. Les exercices de simulation, qu'ils soient table-top ou grandeur nature, offrent une opportunité précieuse de tester les plans d'urgence, d'identifier les lacunes et de renforcer la coordination interservices.

L'évaluation et l'amélioration continue des plans d'urgence sont cruciales pour garantir leur efficacité. Après chaque incident ou exercice, il est important de réaliser une évaluation complète des actions entreprises, des résultats obtenus et des défis rencontrés. Les aides-soignants doivent participer à ces évaluations, partager leurs expériences et proposer des recommandations pour améliorer les protocoles existants. Par exemple, une analyse post-incident peut révéler des besoins supplémentaires en formation ou en ressources, permettant ainsi de renforcer la préparation future.

- Prise en charge des victimes en masse

La prise en charge des victimes en masse, également appelée gestion des incidents à victimes multiples (IVM), est une tâche complexe et exigeante qui nécessite une réponse rapide, coordonnée et efficace. Les aides-soignants jouent un rôle crucial dans ce processus, en assurant le triage, la stabilisation et le traitement initial des victimes, tout en collaborant étroitement avec les autres professionnels de la santé et les services d'urgence. Une gestion réussie des IVM repose sur des plans d'urgence bien élaborés, des protocoles clairs et une formation continue.

L'évaluation initiale et le triage sont des étapes cruciales dans la gestion des IVM. Le triage permet de déterminer rapidement la gravité des blessures de chaque victime et de prioriser les soins en fonction de l'urgence médicale. Les aides-soignants doivent être formés à utiliser des systèmes de triage standardisés, tels que le triage START (Simple Triage and Rapid Treatment), qui classifie les patients en catégories basées sur la gravité de leur état et leur besoin de soins immédiats. Par exemple, les victimes avec des signes vitaux instables, des hémorragies sévères ou des troubles respiratoires sont prioritaires pour les soins urgents.

La mise en place d'une zone de triage est essentielle pour organiser la prise en charge des victimes. Cette zone doit être située à proximité du site de l'incident, mais suffisamment éloignée pour garantir la sécurité des intervenants et des victimes. Les aides-soignants doivent aider à installer des postes de triage, des aires de traitement et des zones d'attente. Ils doivent également veiller à ce que les équipements médicaux nécessaires, tels que les brancards, les kits de premiers secours et les dispositifs de stabilisation, soient disponibles et prêts à l'emploi.

La stabilisation des victimes est une étape critique avant le transport vers les établissements de soins. Les aides-soignants doivent être capables d'administrer les premiers soins pour stabiliser les signes vitaux des victimes, contrôler les hémorragies, immobiliser les fractures et assurer la perméabilité des voies respiratoires. Par exemple, l'utilisation de garrots pour arrêter les hémorragies massives ou de colliers cervicaux pour protéger les victimes de traumatismes rachidiens est essentielle pour prévenir des complications graves.

La communication et la coordination entre les différents services de secours et les établissements de santé sont vitales pour une gestion efficace des IVM. Les aides-soignants doivent transmettre des informations précises sur l'état des victimes, les interventions effectuées et les besoins en soins supplémentaires. Une communication claire et rapide permet de diriger les victimes vers les établissements de soins appropriés et d'assurer une prise en charge continue. Par exemple, informer les services d'urgence hospitaliers de l'arrivée imminente de victimes critiques permet de préparer les ressources nécessaires à leur accueil et à leur traitement.

La gestion des ressources et des fournitures est une composante clé de la prise en charge des IVM. Les aides-soignants doivent s'assurer que les stocks de matériel médical, de médicaments et d'équipements de protection individuelle (EPI) sont suffisants et bien gérés. Ils doivent également être prêts à improviser et à utiliser les ressources disponibles de manière efficace en fonction des besoins prioritaires. Par exemple, en cas de pénurie de brancards, l'utilisation de couvertures pour transporter les victimes peut être envisagée.

Le soutien psychologique et émotionnel pour les victimes et leurs familles est également crucial. Les aides-soignants doivent offrir une écoute attentive, des conseils rassurants et des interventions pour réduire le stress et l'anxiété des victimes. Ils doivent également être en mesure de repérer les signes de détresse psychologique et d'orienter les victimes vers des professionnels spécialisés si nécessaire. Par exemple, après un incident traumatique, offrir un soutien émotionnel et des informations claires sur les étapes suivantes du traitement peut aider à apaiser les craintes des victimes.

La documentation et le suivi des interventions sont essentiels pour assurer la continuité des soins et l'amélioration continue des protocoles de gestion des IVM. Les aides-soignants doivent consigner toutes les actions prises, les traitements administrés et les réponses des victimes dans des dossiers médicaux détaillés. Cette documentation permet de tirer des leçons des interventions passées, d'identifier les points forts et les domaines à améliorer, et de préparer des rapports pour les autorités de santé publique et les organismes de régulation. Par exemple, enregistrer les détails du triage et des soins administrés sur le terrain permet de suivre l'évolution des victimes et d'ajuster les soins en conséquence.

La formation continue et les exercices de simulation sont indispensables pour maintenir la compétence et la réactivité des aides-soignants en cas de IVM. Participer à des formations régulières sur les dernières pratiques en gestion des urgences, les nouvelles technologies et les protocoles actualisés permet de rester préparé à toute éventualité. Les exercices de simulation, qu'ils soient table-top ou grandeur nature, offrent une opportunité précieuse de tester les plans d'urgence, d'identifier les lacunes et de renforcer la coordination interservices. Par exemple, des exercices de simulation de catastrophe permettent de s'assurer que les plans de triage et de traitement sont efficaces et que les aides-soignants sont prêts à intervenir en situation réelle.

L'évaluation et l'amélioration continue des protocoles sont cruciales pour garantir leur efficacité. Après chaque incident ou exercice, il est important de réaliser une évaluation complète des actions entreprises, des résultats obtenus et des défis rencontrés. Les aides-soignants doivent participer à ces évaluations, partager leurs expériences et proposer des recommandations pour améliorer les protocoles existants. Par exemple, une analyse post-incident peut révéler des besoins supplémentaires en formation ou en ressources, permettant ainsi de renforcer la préparation future.

- **Sécurité aux Urgences**
  - Protocoles de sécurité pour le personnel et les patients

La sécurité du personnel et des patients est une priorité absolue dans les établissements de santé. La mise en place de protocoles de sécurité rigoureux est essentielle pour prévenir les incidents, minimiser les risques et garantir un environnement de soins sûr et sécurisé. Les aides-soignants jouent un rôle crucial dans la mise en œuvre et le respect de ces protocoles, assurant ainsi la protection de tous les individus présents dans les établissements de santé.

La formation continue et la sensibilisation sont les pierres angulaires des protocoles de sécurité. Les aides-soignants doivent recevoir une formation régulière sur les pratiques de sécurité, les procédures d'urgence et les protocoles spécifiques à leur établissement. Cette formation doit inclure des sessions sur la prévention des infections, la gestion des équipements de protection individuelle (EPI), la manipulation sécurisée des substances dangereuses et les procédures d'évacuation en cas d'incendie ou de catastrophe naturelle. Par exemple, des ateliers pratiques sur l'utilisation des EPI peuvent aider à réduire le risque de contamination croisée et à protéger la santé des patients et du personnel.

La prévention des infections est un aspect crucial de la sécurité dans les établissements de santé. Les aides-soignants doivent suivre des protocoles stricts d'hygiène des mains, d'utilisation des EPI et de désinfection des surfaces et des équipements médicaux. Le lavage des mains doit être effectué selon les recommandations de l'Organisation mondiale de la santé (OMS), notamment avant et après chaque contact avec un patient, après avoir touché des surfaces contaminées et après avoir retiré les gants. Par exemple, utiliser des solutions hydroalcooliques pour désinfecter les mains entre les soins peut réduire considérablement la transmission des agents pathogènes.

La gestion des risques et la sécurité des équipements sont essentielles pour prévenir les accidents et les blessures. Les aides-soignants doivent être formés à l'utilisation sécurisée des équipements médicaux et à la reconnaissance des risques potentiels. Cela inclut la vérification régulière des équipements pour détecter les défaillances, l'utilisation correcte des dispositifs de levage pour éviter les blessures musculo-squelettiques et l'application de techniques de manutention sécurisée des patients. Par exemple, utiliser un lève-personne pour transférer un patient alité peut prévenir les blessures au dos des aides-soignants.

La sécurité des médicaments est une priorité pour protéger les patients des erreurs médicamenteuses. Les aides-soignants doivent suivre des protocoles stricts pour la préparation, l'administration et la documentation des médicaments. Cela inclut la vérification des ordonnances, la double vérification des doses, l'administration des médicaments selon les horaires prescrits et la surveillance des réactions des patients. Par exemple, la règle des "cinq bons" (bon patient, bon médicament, bonne dose, bonne voie, bon moment) doit être appliquée rigoureusement pour chaque administration de médicament.

La gestion des substances dangereuses nécessite des protocoles spécifiques pour garantir la sécurité du personnel et des patients. Les aides-soignants doivent être formés à la manipulation sécurisée des produits chimiques, des médicaments cytotoxiques et des déchets médicaux. Cela inclut l'utilisation des EPI appropriés, le stockage sécurisé des substances dangereuses et la mise en œuvre de procédures de nettoyage en cas de déversement. Par exemple, en cas de manipulation de médicaments chimiothérapeutiques, des gants, des blouses et des lunettes de protection doivent être portés pour éviter l'exposition.

La sécurité incendie et les procédures d'évacuation sont cruciales pour protéger les occupants des établissements de santé en cas d'incendie ou de catastrophe. Les aides-soignants doivent connaître les plans d'évacuation, les emplacements des sorties de secours, et les procédures à suivre pour alerter les services d'urgence et évacuer les patients en toute sécurité. Des exercices d'évacuation réguliers doivent être organisés pour s'assurer que tout le personnel est préparé à réagir rapidement et efficacement. Par exemple, savoir comment utiliser les extincteurs et les couvertures anti-feu peut aider à contenir un incendie mineur jusqu'à l'arrivée des pompiers.

La sécurité psychologique et émotionnelle est également essentielle pour le bien-être du personnel et des patients. Les aides-soignants doivent être formés à reconnaître les signes de stress, d'épuisement professionnel et de détresse psychologique chez eux-mêmes et chez les autres. Des programmes de soutien psychologique, des sessions de debriefing après des incidents traumatiques et des initiatives de bien-être au travail peuvent aider à maintenir un environnement de travail sain. Par exemple, offrir des sessions de méditation ou de yoga peut aider à réduire le stress et à améliorer la résilience du personnel.

La protection contre la violence et les agressions est une priorité pour garantir la sécurité du personnel et des patients. Les aides-soignants doivent être formés à des techniques de désescalade pour gérer les comportements agressifs et à des procédures de sécurité pour protéger leur intégrité physique. Cela inclut la mise en place de protocoles pour signaler et répondre aux incidents de violence, la création d'environnements sécurisés et la collaboration avec les services de sécurité. Par exemple, avoir des boutons d'alarme dans les salles de consultation et des protocoles clairs pour appeler à l'aide en cas de besoin peut renforcer la sécurité.

La gestion des informations confidentielles est cruciale pour protéger la vie privée des patients et respecter les régulations de confidentialité. Les aides-soignants doivent suivre des protocoles stricts pour la collecte, le stockage et la communication des informations médicales. Cela inclut l'utilisation de systèmes de dossiers médicaux électroniques sécurisés, la protection des écrans d'ordinateur avec des mots de passe et l'évitement de discussions sensibles dans des espaces publics. Par exemple, l'utilisation de codes d'accès pour les systèmes informatiques et la formation à la gestion sécurisée des informations patients sont des mesures essentielles.

L'évaluation et l'amélioration continue des protocoles de sécurité sont essentielles pour garantir leur efficacité. Les aides-soignants doivent participer à des audits réguliers, des évaluations des risques et des révisions des protocoles pour identifier les lacunes et proposer des améliorations. Cela inclut la mise en œuvre de recommandations issues des retours d'expérience et la participation active aux initiatives de sécurité de l'établissement. Par exemple, analyser les incidents de sécurité et mettre en place des mesures correctives peut aider à prévenir leur récurrence.

o   Gestion des agressions et des incidents violents

La gestion des agressions et des incidents violents est une composante essentielle de la sécurité dans les établissements de santé. Les aides-soignants jouent un rôle crucial dans la prévention, la gestion et la résolution de ces situations pour garantir la sécurité de tous les patients et du personnel. Une approche proactive et structurée est nécessaire pour minimiser les risques et assurer un environnement de soins sécurisé.

La prévention des agressions commence par la reconnaissance des signes avant-coureurs de comportements violents. Les aides-soignants doivent être formés à identifier les indicateurs de stress, d'agitation et de frustration chez les patients. Les signes peuvent inclure des changements soudains de comportement, des expressions verbales de colère ou de menace, et des gestes agressifs. Par exemple, un patient qui se montre de plus en plus agité et verbalement agressif nécessite une attention immédiate pour prévenir une escalade de la violence.

La communication et la désescalade sont des techniques clés pour gérer les comportements agressifs. Les aides-soignants doivent utiliser des stratégies de communication non violente, telles que l'écoute active, le maintien d'un ton calme et rassurant, et l'utilisation de phrases apaisantes pour réduire la tension. Par exemple, répondre à un patient agité avec des phrases telles que "Je vois que vous êtes en colère, comment puis-je vous aider?" peut aider à désamorcer la situation. Éviter les confrontations directes et donner de l'espace au patient peut également prévenir l'escalade de la violence.

La mise en place de protocoles de sécurité spécifiques est essentielle pour la gestion des incidents violents. Les aides-soignants doivent être formés à suivre des procédures établies pour signaler et gérer les situations de violence. Cela inclut l'utilisation de systèmes d'alarme, la connaissance des zones de sécurité et des sorties d'urgence, et la collaboration avec les services de sécurité. Par exemple, des boutons d'alarme dans les salles de consultation permettent d'alerter rapidement le personnel de sécurité en cas d'incident violent.

L'intervention en équipe est souvent nécessaire pour gérer les incidents violents de manière sécurisée. Les aides-soignants doivent savoir comment travailler en coordination avec d'autres membres du personnel pour maîtriser les situations dangereuses. Cela peut inclure des techniques de contention physique sécurisée, toujours en respectant les droits et la dignité du patient. Par exemple, une équipe formée peut intervenir ensemble pour immobiliser un patient agressif de manière sécurisée et sans causer de blessures.

Le soutien psychologique post-incident est crucial pour le personnel et les patients impliqués dans des incidents violents. Les aides-soignants doivent participer à des sessions de debriefing pour discuter de l'incident, partager leurs expériences et recevoir un soutien émotionnel. Cela permet de traiter les effets psychologiques de l'incident et de prévenir l'épuisement professionnel. Par exemple, organiser une réunion de debriefing après un incident violent peut aider le personnel à exprimer ses émotions et à recevoir des conseils sur la gestion du stress post-traumatique.

La documentation et l'analyse des incidents sont essentielles pour améliorer les protocoles de sécurité et prévenir les futurs incidents. Les aides-soignants doivent consigner tous les détails de l'incident, y compris les actions prises et les comportements observés, dans des rapports d'incidents détaillés. Cette documentation permet d'identifier les tendances, de proposer des améliorations aux protocoles existants et de fournir des données pour la formation continue. Par exemple, analyser les rapports d'incidents peut révéler des points chauds dans l'établissement où des mesures de sécurité supplémentaires sont nécessaires.

La formation continue et la sensibilisation sont indispensables pour maintenir la compétence du personnel en matière de gestion des agressions et des incidents violents. Les aides-soignants doivent participer régulièrement à des formations sur les techniques de désescalade, les procédures de sécurité et les interventions en cas de violence. Des exercices de simulation peuvent aider à renforcer les compétences et à préparer le personnel à réagir efficacement en situation réelle. Par exemple, des ateliers de simulation de gestion des conflits peuvent améliorer la capacité des aides-soignants à désamorcer les situations violentes.

L'environnement physique sécurisé joue également un rôle important dans la prévention des agressions. Les aides-soignants doivent veiller à ce que l'aménagement des espaces de soins permette une intervention rapide en cas de besoin. Cela inclut la conception des salles de consultation de manière à permettre une sortie rapide, la disposition des meubles pour éviter les objets potentiellement dangereux et l'installation de systèmes de surveillance. Par exemple, disposer les meubles pour éviter que les patients n'accèdent à des objets lourds ou pointus peut réduire les risques de violence physique.

La collaboration avec les services de sécurité et les forces de l'ordre est essentielle pour gérer les incidents violents graves. Les aides-soignants doivent savoir comment et quand solliciter l'intervention des services de sécurité internes ou des forces de l'ordre en cas de besoin. Des protocoles clairs doivent être établis pour assurer une intervention rapide et appropriée. Par exemple, avoir un protocole pour contacter la police en cas de menace de violence armée peut renforcer la sécurité de l'établissement.

L'évaluation et l'amélioration continue des protocoles de gestion des agressions sont essentielles pour garantir leur efficacité. Après chaque incident, il est important de réaliser une évaluation complète des actions entreprises, des résultats obtenus et des défis rencontrés. Les aides-soignants doivent participer à ces évaluations, partager leurs expériences et proposer des recommandations pour améliorer les protocoles existants. Par exemple, une analyse post-incident peut révéler des besoins supplémentaires en formation ou en ressources, permettant ainsi de renforcer la préparation future.

Chapitre 15
Les Urgences Pédiatriques

- **Particularités des soins pédiatriques aux Urgences**
  - Adaptation des soins aux enfants

L'adaptation des soins aux enfants est une composante essentielle des soins de santé, nécessitant une approche particulière pour répondre aux besoins physiques, émotionnels et psychologiques des jeunes patients. Les enfants ne sont pas simplement des adultes en miniature; ils présentent des caractéristiques uniques qui exigent des compétences spécialisées et une sensibilité accrue de la part des aides-soignants. La prise en charge des enfants doit être centrée sur leur bien-être global, en tenant compte de leur développement, de leur confort et de leur sécurité.

Compréhension du développement de l'enfant est fondamentale pour adapter les soins aux enfants. Les aides-soignants doivent être familiers avec les différentes étapes du développement physique, cognitif et émotionnel de l'enfant, afin de fournir des soins appropriés à chaque âge. Par exemple, les nourrissons nécessitent des soins très différents de ceux des adolescents. Les nourrissons ont besoin d'un soutien total pour leurs besoins de base, tels que l'alimentation, l'hygiène et le confort, tandis que les adolescents peuvent avoir besoin de plus d'autonomie et de respect pour leur vie privée et leurs décisions.

Communication adaptée à l'âge est cruciale pour établir un rapport de confiance avec les enfants et leurs familles. Les aides-soignants doivent utiliser des techniques de communication adaptées à l'âge et au niveau de compréhension de chaque enfant. Cela peut inclure l'utilisation de mots simples, des explications claires, et des supports visuels ou ludiques pour expliquer les procédures médicales. Par exemple, expliquer une prise de sang à un jeune enfant en utilisant une poupée ou un dessin animé peut réduire la peur et l'anxiété.

Création d'un environnement rassurant et sécurisé est essentielle pour le bien-être des enfants dans les établissements de santé. Les aides-soignants doivent s'efforcer de créer un environnement accueillant et confortable, en utilisant des décorations colorées, des jouets, et des activités adaptées aux enfants. Cela aide à réduire le stress et à rendre l'expérience médicale moins intimidante. Par exemple, une salle d'attente pédiatrique avec des jeux et des livres peut distraire les enfants et les aider à se détendre avant leur consultation.

Gestion de la douleur et du confort est une priorité dans la prise en charge des enfants. Les aides-soignants doivent être compétents dans l'évaluation de la douleur chez les enfants, qui peut être exprimée différemment selon l'âge et le développement de l'enfant. L'utilisation d'échelles de douleur adaptées, telles que l'échelle des visages ou l'échelle FLACC (Face, Legs, Activity, Cry, Consolability), peut aider à évaluer la douleur de manière précise. Les aides-soignants doivent également appliquer des techniques de soulagement de la douleur, comme l'administration de médicaments analgésiques, l'utilisation de la distraction, ou des méthodes de relaxation. Par exemple, offrir un jouet ou chanter une chanson peut distraire un enfant lors d'une procédure douloureuse.

Participation des parents et de la famille est essentielle pour assurer des soins centrés sur l'enfant. Les aides-soignants doivent impliquer les parents et les familles dans le processus de soins, en les informant et en les encourageant à participer activement. La présence des parents peut offrir un réconfort significatif à l'enfant et aider à atténuer l'anxiété. Par exemple, permettre aux parents d'accompagner leur enfant pendant une procédure médicale peut rassurer l'enfant et faciliter la coopération.

Prise en compte des besoins émotionnels et psychologiques est fondamentale dans les soins pédiatriques. Les aides-soignants doivent être attentifs aux signes de détresse émotionnelle, d'anxiété ou de dépression chez les enfants et offrir un soutien approprié. L'utilisation de techniques de jeu thérapeutique et d'activités créatives peut aider les enfants à exprimer leurs sentiments et à faire face à des expériences médicales difficiles. Par exemple, dessiner ou jouer avec des marionnettes peut permettre à un enfant d'exprimer ses peurs et ses inquiétudes de manière non verbale.

Préparation et explication des procédures médicales sont importantes pour réduire la peur et l'anxiété chez les enfants. Les aides-soignants doivent expliquer les procédures de manière claire et adaptée à l'âge de l'enfant, en utilisant des termes simples et des démonstrations visuelles. Par exemple, montrer à un enfant comment un stéthoscope fonctionne avant de l'utiliser peut démystifier l'équipement médical et réduire l'appréhension.

Respect de la dignité et de l'autonomie des enfants est essentiel pour leur développement et leur bien-être. Les aides-soignants doivent traiter les enfants avec respect et considération, en écoutant leurs préoccupations et en répondant à leurs questions. Encourager les enfants à participer aux décisions concernant leurs soins, dans la mesure de leurs capacités, peut renforcer leur sentiment de contrôle et leur autonomie. Par exemple, demander à un enfant quel bras il préfère pour une prise de sang peut lui donner un certain degré de contrôle sur la situation.

Formation continue et spécialisation des aides-soignants en pédiatrie est cruciale pour garantir des soins de haute qualité aux enfants. Les aides-soignants doivent suivre des formations régulières sur les meilleures pratiques en soins pédiatriques, les techniques de gestion de la douleur, et les stratégies de communication adaptées aux enfants. Par exemple, participer à des ateliers sur les soins centrés sur la famille et les interventions en cas de traumatisme pédiatrique peut améliorer les compétences des aides-soignants et leur capacité à répondre aux besoins complexes des enfants.

Collaboration interdisciplinaire est essentielle pour offrir des soins holistiques aux enfants. Les aides-soignants doivent travailler en étroite collaboration avec les pédiatres, les infirmières spécialisées, les psychologues, les ergothérapeutes et d'autres professionnels de la santé pour élaborer et mettre en œuvre des plans de soins intégrés. Cette collaboration permet de répondre de manière complète et cohérente aux besoins de chaque enfant. Par exemple, coordonner les soins avec un psychologue pédiatrique peut être crucial pour un enfant qui présente des symptômes de stress post-traumatique après une hospitalisation.

- o Techniques spécifiques de communication avec les enfants

Communiquer efficacement avec les enfants est une compétence essentielle pour les aides-soignants, car elle permet de créer un environnement de confiance, de réduire l'anxiété et de faciliter la coopération des jeunes patients. Les enfants, en fonction de leur âge et de leur développement, ont des besoins de communication très différents de ceux des adultes. Par conséquent, les aides-soignants doivent adapter leurs techniques pour répondre aux capacités de compréhension et aux préoccupations des enfants de manière appropriée.

Adapter le langage à l'âge de l'enfant est fondamental pour une communication efficace. Les aides-soignants doivent utiliser des mots simples et des phrases courtes pour les jeunes enfants, tout en évitant le jargon médical complexe. Il est important de parler lentement et clairement, en s'assurant que l'enfant comprend chaque étape. Par exemple, plutôt que de dire "Nous allons vérifier votre pression artérielle", il est préférable de dire "Nous allons mettre ce bracelet autour de votre bras pour voir à quel point il est fort".

Utiliser des supports visuels et des démonstrations peut grandement aider à expliquer les procédures médicales aux enfants. Les aides-soignants peuvent utiliser des images, des dessins, des jouets ou des marionnettes pour montrer ce qui va se passer. Cela aide à démystifier l'équipement médical et les procédures, rendant l'expérience moins effrayante pour l'enfant. Par exemple, montrer à un enfant comment un stéthoscope fonctionne en l'utilisant d'abord sur un jouet ou sur eux-mêmes peut réduire la peur de cet outil inconnu.

Employer des techniques de jeu et de distraction pour aider les enfants à se détendre et à se sentir plus à l'aise. Le jeu est une méthode naturelle pour les enfants de comprendre le monde qui les entoure et d'exprimer leurs sentiments. Les aides-soignants peuvent utiliser des jeux, des chansons, des histoires ou des activités créatives pour détourner l'attention de l'enfant des procédures médicales stressantes. Par exemple, chanter une chanson préférée ou raconter une histoire amusante pendant une prise de sang peut aider à réduire l'anxiété et à faire passer le temps plus rapidement.

Écouter activement et valider les sentiments de l'enfant est crucial pour établir un rapport de confiance. Les aides-soignants doivent prêter une attention particulière à ce que l'enfant dit et répondre de manière empathique. Valider les sentiments de l'enfant, comme dire "Je comprends que tu te sentes effrayé, c'est normal", peut aider à rassurer l'enfant et à renforcer le sentiment de sécurité. Par exemple, si un enfant exprime sa peur de recevoir une injection, reconnaître cette peur et expliquer comment l'injection aidera à se sentir mieux peut apaiser ses inquiétudes.

Impliquer les parents dans la communication avec l'enfant est essentiel pour offrir un soutien supplémentaire et rassurer l'enfant. Les parents connaissent bien leurs enfants et peuvent fournir des informations précieuses sur la meilleure façon de les apaiser et de les encourager. Inviter les parents à participer à la conversation, à expliquer les procédures et à réconforter l'enfant peut faciliter la coopération. Par exemple, demander aux parents de tenir la main de l'enfant ou de lui parler doucement pendant une procédure peut fournir un réconfort émotionnel significatif.

Utiliser des récompenses et des éloges pour encourager les comportements positifs et la coopération. Les aides-soignants peuvent renforcer les comportements courageux ou coopératifs en offrant des récompenses appropriées, comme des autocollants, des petits jouets ou des certificats de bravoure. Les éloges verbaux, comme dire "Tu as été très courageux" ou "Je suis fier de toi", peuvent également renforcer l'estime de soi de l'enfant et encourager des attitudes positives face aux soins médicaux. Par exemple, donner un autocollant à un enfant après une prise de sang peut transformer une expérience désagréable en un moment de fierté et de réussite.

Créer un environnement rassurant et accueillant est essentiel pour aider les enfants à se sentir en sécurité. Les aides-soignants peuvent contribuer à créer une atmosphère positive en utilisant des décorations colorées, en diffusant de la musique douce, et en offrant des jouets et des livres adaptés à l'âge. Un environnement accueillant peut réduire l'anxiété et rendre l'expérience médicale moins intimidante. Par exemple, une salle d'attente pédiatrique avec des jeux et des activités peut aider les enfants à se détendre avant leur consultation.

Utiliser des questions ouvertes et offrir des choix pour donner à l'enfant un sentiment de contrôle et de participation. Les aides-soignants peuvent poser des questions ouvertes pour encourager l'enfant à exprimer ses pensées et ses sentiments, et offrir des choix simples pour impliquer l'enfant dans le processus de soins. Par exemple, demander "Comment te sens-tu aujourd'hui?" ou "Quel bras préfères-tu pour la prise de sang?" peut aider l'enfant à se sentir entendu et respecté.

Respecter les limites et la vie privée de l'enfant est crucial pour son bien-être émotionnel. Les aides-soignants doivent être sensibles aux signes d'inconfort ou de détresse et respecter l'espace personnel de l'enfant. Il est important d'expliquer chaque étape avant de la réaliser et de demander la permission lorsque cela est possible. Par exemple, avant de commencer un examen physique, expliquer ce qui va se passer et demander "Est-ce que je peux examiner ton ventre maintenant?" peut aider l'enfant à se sentir en contrôle et à l'aise.

Maintenir une attitude positive et rassurante tout au long de l'interaction avec l'enfant. Les aides-soignants doivent rester calmes, souriants et encourager une atmosphère détendue. Une attitude positive peut avoir un effet apaisant sur l'enfant et contribuer à une expérience médicale plus agréable. Par exemple, utiliser un ton de voix chaleureux et offrir des sourires fréquents peut aider à réduire l'anxiété de l'enfant et à lui donner confiance en ses soignants.

- **Prise en charge des pathologies courantes chez les enfants**
  o Gestion des traumatismes pédiatriques

La gestion des traumatismes pédiatriques est un domaine délicat et exigeant qui nécessite une approche spécialisée et adaptée aux besoins des enfants. Les traumatismes pédiatriques peuvent être physiques, émotionnels ou psychologiques et résultent souvent d'accidents, de maladies ou de situations stressantes. Les aides-soignants jouent un rôle crucial dans la prise en charge de ces jeunes patients, en assurant leur sécurité, leur confort et leur rétablissement. Une gestion efficace des traumatismes pédiatriques repose sur des compétences cliniques spécialisées, une communication empathique et une coordination interdisciplinaire.

L'évaluation initiale et le triage sont les premières étapes essentielles dans la gestion des traumatismes pédiatriques. Les aides-soignants doivent rapidement évaluer la gravité des blessures et des symptômes de l'enfant pour déterminer les priorités de soins. Utiliser des systèmes de triage pédiatriques standardisés, tels que le Pediatric Assessment Triangle (PAT), peut aider à évaluer rapidement l'apparence, le travail respiratoire et la circulation de l'enfant. Par exemple, un enfant présentant des signes de détresse respiratoire aiguë ou une perte de conscience nécessite une intervention immédiate et prioritaire.

La stabilisation des fonctions vitales est une priorité dans les situations de traumatismes pédiatriques. Les aides-soignants doivent être compétents dans les techniques de réanimation pédiatrique, telles que l'administration de l'oxygène, la mise en place d'une voie veineuse périphérique et le contrôle des hémorragies. Par exemple, en cas de choc hémorragique, l'application de compresses hémostatiques et la perfusion de solutions cristalloïdes peuvent être nécessaires pour stabiliser l'état de l'enfant avant son transfert à un centre de traumatologie pédiatrique.

La gestion de la douleur et du confort est essentielle pour le bien-être des enfants traumatisés. Les aides-soignants doivent évaluer régulièrement la douleur de l'enfant en utilisant des échelles de douleur adaptées à l'âge, telles que l'échelle des visages ou l'échelle FLACC (Face, Legs, Activity, Cry, Consolability). Administrer des analgésiques appropriés, fournir des techniques de distraction et assurer un environnement réconfortant peuvent aider à soulager la douleur et à réduire l'anxiété de l'enfant. Par exemple, offrir une sucette sucrée à un nourrisson ou une couverture chauffante à un enfant plus âgé peut aider à apaiser l'inconfort.

La communication adaptée à l'âge et au niveau de développement est cruciale pour rassurer l'enfant et ses parents. Les aides-soignants doivent expliquer les procédures et les soins de manière simple et compréhensible, en utilisant des mots appropriés à l'âge de l'enfant et des supports visuels si nécessaire. Écouter activement les préoccupations de l'enfant et de ses parents et répondre à leurs questions avec empathie et patience peut renforcer la confiance et la coopération. Par exemple, expliquer à un enfant de manière ludique ce qu'est un scanner en utilisant une métaphore de "machine à photo magique" peut réduire sa peur de l'examen.

Le soutien émotionnel et psychologique pour les enfants et leurs familles est une composante clé de la gestion des traumatismes pédiatriques. Les aides-soignants doivent être attentifs aux signes de détresse émotionnelle et offrir un soutien approprié, y compris des techniques de relaxation, des jeux thérapeutiques et des activités créatives. Collaborer avec des psychologues pédiatriques et des travailleurs sociaux pour fournir un soutien psychologique peut aider les enfants à traiter leurs émotions et à se rétablir plus rapidement. Par exemple, organiser des séances de jeu thérapeutique pour un enfant ayant vécu un traumatisme peut favoriser l'expression de ses sentiments et la gestion du stress post-traumatique.

La coordination interdisciplinaire est essentielle pour assurer une prise en charge globale et intégrée des enfants traumatisés. Les aides-soignants doivent travailler en étroite collaboration avec les pédiatres, les chirurgiens, les infirmières, les psychologues, les physiothérapeutes et d'autres professionnels de santé pour élaborer et mettre en œuvre des plans de soins adaptés. Cette collaboration permet de répondre de manière complète et cohérente aux besoins médicaux, émotionnels et sociaux de chaque enfant. Par exemple, coordonner les soins avec un physiothérapeute pédiatrique pour un enfant souffrant de fractures peut aider à planifier des exercices de rééducation adaptés et à optimiser la récupération.

La formation continue et le développement des compétences des aides-soignants en traumatologie pédiatrique sont indispensables pour maintenir un haut niveau de compétence et de réactivité. Participer à des formations régulières sur les techniques de réanimation pédiatrique, les nouvelles approches de gestion de la douleur, et les stratégies de soutien psychologique permet de rester à jour avec les avancées du domaine. Par exemple, suivre des cours de formation sur la gestion des traumatismes crâniens chez les enfants peut améliorer la capacité des aides-soignants à détecter et à traiter ces blessures complexes.

La préparation et la planification pour les situations d'urgence impliquant des traumatismes pédiatriques sont cruciales pour une réponse efficace. Les aides-soignants doivent connaître les protocoles d'urgence spécifiques à leur établissement et participer à des exercices de simulation pour tester et améliorer leurs compétences en gestion des crises. Par exemple, des simulations de catastrophes impliquant des enfants peuvent aider les aides-soignants à se familiariser avec les procédures de triage et de traitement en masse, et à identifier les domaines nécessitant des améliorations.

La documentation rigoureuse et le suivi des interventions sont essentiels pour assurer la continuité des soins et l'amélioration continue des pratiques. Les aides-soignants doivent consigner toutes les interventions, les traitements administrés, et les réponses des enfants dans des dossiers médicaux détaillés. Cette documentation permet de suivre l'évolution de l'état de l'enfant, d'ajuster les soins en fonction des besoins, et de fournir des données pour l'évaluation des pratiques et la formation future. Par exemple, enregistrer les réponses d'un enfant à un traitement analgésique particulier peut aider à personnaliser les soins et à améliorer la gestion de la douleur pour les futurs patients.

L'éducation et la sensibilisation des familles sur la gestion des traumatismes pédiatriques et les soins à domicile sont également cruciales. Les aides-soignants doivent fournir des informations claires et compréhensibles aux parents sur les soins post-traumatiques, les signes de complications à surveiller et les stratégies de soutien émotionnel. Par exemple, expliquer aux parents comment gérer la douleur de leur enfant à domicile, comment encourager des activités légères de rééducation, et quand consulter un médecin en cas de signes alarmants peut faciliter la récupération et réduire l'anxiété familiale.

- Prise en charge des infections et des maladies aiguës

La prise en charge des infections et des maladies aiguës est un aspect crucial des soins de santé, nécessitant une intervention rapide et précise pour prévenir les complications et favoriser le rétablissement des patients. Les aides-soignants jouent un rôle essentiel dans ce processus, en assurant la surveillance des symptômes, l'administration des traitements et la coordination avec les autres professionnels de santé. Une gestion efficace des infections et des maladies aiguës repose sur des connaissances cliniques approfondies, une communication claire et une vigilance constante.

Identification précoce des symptômes est la première étape pour une prise en charge efficace. Les aides-soignants doivent être formés à reconnaître les signes et symptômes des infections et des maladies aiguës, tels que la fièvre, les douleurs, les éruptions cutanées, les troubles respiratoires, les vomissements et la diarrhée. Une détection précoce permet de prendre des mesures rapides et d'initier les traitements nécessaires. Par exemple, identifier rapidement les signes d'une infection urinaire, comme des douleurs lors de la miction et une fréquence urinaire accrue, permet de commencer un traitement antibiotique approprié sans délai.

Surveillance et évaluation continues sont cruciales pour suivre l'évolution de l'état du patient. Les aides-soignants doivent surveiller régulièrement les signes vitaux, tels que la température, la fréquence cardiaque, la pression artérielle et la saturation en oxygène, et être attentifs à toute aggravation des symptômes. Une surveillance rigoureuse permet de détecter rapidement les complications potentielles et de réagir en conséquence. Par exemple, une augmentation soudaine de la fièvre ou une baisse de la saturation en oxygène chez un patient atteint de pneumonie nécessite une intervention médicale immédiate.

Administration des traitements prescrits est une tâche essentielle pour les aides-soignants. Ils doivent s'assurer que les patients reçoivent les médicaments nécessaires selon les doses et les horaires prescrits, tout en surveillant les effets secondaires possibles. Cela inclut la préparation et l'administration des antibiotiques, des antipyrétiques, des antiviraux, des analgésiques et d'autres médicaments spécifiques. Par exemple, administrer des doses régulières de paracétamol pour contrôler la fièvre et la douleur chez un patient souffrant de grippe peut améliorer son confort et accélérer son rétablissement.

Prévention de la propagation des infections est une priorité pour protéger les autres patients et le personnel de santé. Les aides-soignants doivent suivre des protocoles stricts de prévention des infections, tels que le lavage fréquent des mains, l'utilisation d'équipements de protection individuelle (EPI), et la désinfection des surfaces et des équipements médicaux. En cas d'infections contagieuses, des mesures d'isolement appropriées doivent être mises en place. Par exemple, isoler un patient atteint de gastro-entérite virale et utiliser des gants et des blouses de protection peut prévenir la transmission de l'infection à d'autres patients et au personnel.

Éducation des patients et de leurs familles est essentielle pour assurer une compréhension claire de la maladie et du traitement. Les aides-soignants doivent fournir des explications simples et compréhensibles sur la nature de l'infection ou de la maladie aiguë, les mesures de prévention, les traitements prescrits et les signes de complications à surveiller. Cette éducation aide les patients et leurs familles à participer activement aux soins et à prendre des décisions éclairées. Par exemple, expliquer à un patient diabétique comment surveiller sa glycémie et reconnaître les signes d'infection permet une gestion plus proactive de sa condition.

Soutien émotionnel et psychologique est crucial pour le bien-être global des patients. Les aides-soignants doivent être attentifs aux besoins émotionnels des patients, en offrant une écoute empathique et en répondant à leurs préoccupations. Le soutien psychologique peut réduire l'anxiété et le stress associés aux maladies aiguës, favorisant ainsi un rétablissement plus rapide. Par exemple, rassurer un patient anxieux avant une procédure médicale ou l'encourager à exprimer ses sentiments peut améliorer son expérience de soins.

Coordination interdisciplinaire est essentielle pour une prise en charge complète et cohérente des infections et des maladies aiguës. Les aides-soignants doivent travailler en étroite collaboration avec les médecins, les infirmières, les pharmaciens et les autres professionnels de la santé pour élaborer et mettre en œuvre des plans de soins intégrés. Cette coordination permet de s'assurer que tous les aspects des soins du patient sont pris en compte et que les interventions sont harmonisées. Par exemple, une collaboration étroite avec un pharmacien pour ajuster les doses d'antibiotiques en fonction des résultats des cultures microbiologiques peut optimiser l'efficacité du traitement.

Documentation rigoureuse et suivi des interventions sont indispensables pour assurer la continuité des soins et évaluer l'efficacité des traitements. Les aides-soignants doivent consigner toutes les observations cliniques, les traitements administrés, les réponses des patients et les communications avec les autres membres de l'équipe soignante dans des dossiers médicaux détaillés. Cette documentation permet de suivre l'évolution de l'état du patient et de prendre des décisions éclairées pour ajuster les soins. Par exemple, enregistrer les fluctuations de la température corporelle d'un patient fébrile permet de surveiller la réponse au traitement antipyrétique et d'ajuster les doses si nécessaire.

Formation continue et développement des compétences sont essentiels pour maintenir un haut niveau de compétence dans la prise en charge des infections et des maladies aiguës. Les aides-soignants doivent participer régulièrement à des formations sur les nouvelles pratiques cliniques, les protocoles de prévention des infections, et les avancées en matière de traitement. Cette formation continue permet de rester à jour avec les évolutions du domaine et d'améliorer la qualité des soins. Par exemple, suivre des formations sur la gestion des infections nosocomiales peut renforcer les compétences des aides-soignants et réduire le risque de transmission des infections dans les établissements de santé.

- **Soutien aux familles**
  - Communication avec les parents et les proches

La communication avec les parents et les proches des patients est une composante essentielle des soins de santé, en particulier lorsqu'il s'agit d'enfants ou de patients vulnérables. Une communication efficace favorise la compréhension, la confiance et la collaboration entre les professionnels de la santé et les familles. Les aides-soignants jouent un rôle crucial dans ce processus, en fournissant des informations claires, en offrant un soutien émotionnel et en facilitant la participation des proches aux soins du patient.

Écoute active et empathie sont les premières étapes pour établir une communication efficace avec les parents et les proches. Les aides-soignants doivent être attentifs aux préoccupations et aux émotions des familles, en écoutant activement ce qu'elles disent et en répondant de manière empathique. Montrer de l'empathie et de la compréhension peut aider à réduire l'anxiété et à renforcer la confiance. Par exemple, lorsque des parents expriment leur inquiétude pour la santé de leur enfant, reconnaître leur peur et leur offrir des paroles rassurantes peut les aider à se sentir soutenus.

Clarté et simplicité des informations sont cruciales pour assurer une compréhension adéquate. Les aides-soignants doivent expliquer les conditions médicales, les traitements et les procédures de manière claire et simple, en évitant le jargon médical complexe. Utiliser des analogies et des illustrations peut également aider à rendre les informations plus accessibles. Par exemple, expliquer le fonctionnement d'un ventilateur à un parent en le comparant à un "aide respiratoire" qui aide l'enfant à respirer plus facilement peut faciliter la compréhension.

Fournir des informations complètes et précises est essentiel pour que les parents et les proches puissent prendre des décisions éclairées. Les aides-soignants doivent être honnêtes et transparents, en fournissant toutes les informations nécessaires sur l'état de santé du patient, les options de traitement, les risques et les bénéfices. Par exemple, expliquer les effets secondaires potentiels d'un traitement médicamenteux et discuter des alternatives disponibles permet aux familles de participer activement aux décisions concernant les soins.

Encourager la participation des parents et des proches aux soins du patient peut améliorer les résultats de santé et renforcer le soutien familial. Les aides-soignants doivent inviter les familles à poser des questions, à exprimer leurs préoccupations et à participer aux soins quotidiens, dans la mesure du possible. Cela peut inclure des tâches simples comme aider à nourrir ou à réconforter le patient. Par exemple, demander aux parents d'aider à calmer leur enfant pendant une procédure médicale peut non seulement apaiser l'enfant, mais aussi donner aux parents un rôle actif dans le processus de soins.

Offrir un soutien émotionnel est une part essentielle de la communication avec les parents et les proches. Les aides-soignants doivent être sensibles aux émotions des familles et offrir un soutien psychologique approprié. Cela peut inclure des gestes simples comme offrir une épaule sur laquelle pleurer, des mots de réconfort ou des références à des services de soutien professionnel si nécessaire. Par exemple, si des parents sont accablés par la nouvelle d'une maladie grave de leur enfant, les aides-soignants peuvent leur offrir du temps pour parler, les écouter et les orienter vers un psychologue ou un groupe de soutien.

Respecter la vie privée et la confidentialité est fondamental dans toutes les communications. Les aides-soignants doivent garantir que les informations médicales du patient sont partagées uniquement avec les personnes autorisées et de manière discrète. Cela inclut discuter des informations sensibles dans des lieux privés et s'assurer que les dossiers médicaux sont sécurisés. Par exemple, parler de l'état de santé d'un patient dans une salle privée plutôt que dans un couloir fréquenté montre un respect pour la confidentialité et la dignité du patient.

Utiliser des supports visuels et écrits pour compléter les communications verbales peut être très utile. Fournir des brochures, des schémas explicatifs ou des vidéos éducatives peut aider les familles à mieux comprendre les informations médicales et à se rappeler les détails importants. Par exemple, donner une brochure sur les soins post-opératoires après une chirurgie peut aider les parents à suivre les instructions et à prendre soin de leur enfant à domicile.

Planifier des moments dédiés à la communication est important pour assurer que les familles reçoivent toute l'attention nécessaire. Les aides-soignants doivent organiser des réunions régulières avec les parents et les proches pour discuter de l'évolution de l'état de santé du patient, répondre aux questions et ajuster les plans de soins si nécessaire. Par exemple, des réunions hebdomadaires avec les familles des patients hospitalisés peuvent fournir des mises à jour régulières et permettre de discuter de tout changement dans le plan de traitement.

Faire preuve de patience et de respect est crucial dans toutes les interactions avec les parents et les proches. Les aides-soignants doivent se montrer patients, répondre calmement à toutes les questions et respecter les opinions et les décisions des familles, même lorsqu'elles diffèrent des recommandations médicales. Par exemple, si des parents choisissent une approche de traitement alternative, les aides-soignants doivent respecter leur décision tout en fournissant les informations nécessaires pour qu'ils soient bien informés.

Collaborer avec d'autres professionnels de la santé pour assurer une communication cohérente et coordonnée. Les aides-soignants doivent travailler en étroite collaboration avec les médecins, les infirmières, les travailleurs sociaux et les autres membres de l'équipe de soins pour garantir que les familles reçoivent des informations cohérentes et complètes. Par exemple, organiser des réunions de cas avec toute l'équipe soignante peut assurer que tous les professionnels sont alignés sur le plan de soins et les messages à transmettre aux familles.

- Accompagnement psychologique

L'accompagnement psychologique est une composante essentielle des soins de santé, offrant un soutien crucial aux patients confrontés à des défis émotionnels et psychologiques. Les aides-soignants jouent un rôle central dans ce processus, en apportant une écoute empathique, en aidant à la gestion du stress et en facilitant l'accès à des ressources spécialisées. Une approche holistique et sensible est nécessaire pour répondre aux besoins émotionnels des patients et promouvoir leur bien-être mental.

L'écoute active et empathique est la première étape de l'accompagnement psychologique. Les aides-soignants doivent être présents et disponibles pour les patients, en écoutant attentivement leurs préoccupations et leurs sentiments. Cette écoute active implique de prêter attention aux paroles du patient, de poser des questions ouvertes pour encourager l'expression et de montrer de l'empathie. Par exemple, un aide-soignant peut dire : "Je suis là pour vous. Pouvez-vous me parler de ce que vous ressentez en ce moment ?" Cette approche aide les patients à se sentir compris et soutenus.

Validation des sentiments est essentielle pour renforcer la confiance et le sentiment de sécurité des patients. Les aides-soignants doivent reconnaître et valider les émotions des patients, en leur montrant que leurs sentiments sont légitimes et compréhensibles. Par exemple, dire "C'est normal de se sentir anxieux dans cette situation. Beaucoup de gens ressentent la même chose" peut aider à normaliser les émotions du patient et à réduire son sentiment d'isolement.

Techniques de gestion du stress et de relaxation sont des outils précieux pour aider les patients à faire face à l'anxiété et à la détresse émotionnelle. Les aides-soignants peuvent enseigner des techniques de respiration profonde, de relaxation musculaire progressive, ou de visualisation guidée pour aider les patients à se détendre. Par exemple, guider un patient à travers une série d'exercices de respiration profonde peut l'aider à calmer son esprit et à réduire son niveau de stress.

Soutien émotionnel continu est crucial pour les patients atteints de maladies chroniques ou graves. Les aides-soignants doivent offrir un soutien constant, en étant disponibles pour discuter des préoccupations des patients et en leur fournissant des encouragements. Ce soutien peut inclure des conversations régulières pour évaluer l'état émotionnel du patient et offrir des mots de réconfort. Par exemple, établir des rendez-vous hebdomadaires pour discuter avec un patient en chimiothérapie peut fournir une structure et un soutien émotionnel continu.

Facilitation de l'accès aux ressources spécialisées est une composante clé de l'accompagnement psychologique. Les aides-soignants doivent être informés des ressources disponibles, telles que les services de psychologues, de psychiatres, de travailleurs sociaux et de groupes de soutien. Orienter les patients vers ces ressources peut offrir un soutien supplémentaire et spécialisé. Par exemple, référer un patient dépressif à un psychologue ou à un groupe de soutien peut fournir l'aide nécessaire pour gérer ses symptômes et améliorer sa qualité de vie.

Encouragement de l'expression créative et des activités significatives peut également jouer un rôle important dans le bien-être psychologique des patients. Les aides-soignants peuvent encourager les patients à s'engager dans des activités créatives comme l'art, l'écriture ou la musique, qui peuvent servir de défouloir émotionnel. Par exemple, proposer à un patient de tenir un journal pour exprimer ses pensées et ses sentiments peut l'aider à traiter ses émotions de manière constructive.

Implication de la famille et des proches dans le processus de soutien psychologique peut renforcer le réseau de soutien du patient. Les aides-soignants doivent encourager la participation des membres de la famille et les informer sur la meilleure façon de soutenir leur proche. Organiser des réunions familiales pour discuter des besoins émotionnels du patient et fournir des conseils sur le soutien à apporter peut être très bénéfique. Par exemple, expliquer aux proches comment offrir un soutien émotionnel sans être envahissants peut améliorer la dynamique familiale et le bien-être du patient.

Sensibilisation et éducation sur la santé mentale sont importantes pour réduire la stigmatisation et promouvoir une compréhension plus large des problèmes de santé mentale. Les aides-soignants peuvent fournir des informations sur les symptômes de stress, d'anxiété, de dépression et d'autres troubles mentaux, ainsi que sur les stratégies de gestion et les ressources disponibles. Par exemple, organiser des ateliers de sensibilisation sur la santé mentale pour les patients et leurs familles peut améliorer la connaissance et la compréhension des problèmes de santé mentale.

Création d'un environnement de soins bienveillant et sécurisant est fondamentale pour l'accompagnement psychologique. Les aides-soignants doivent veiller à créer un espace où les patients se sentent en sécurité, respectés et soutenus. Cela inclut des interactions respectueuses, une communication ouverte et l'assurance que les préoccupations des patients sont prises au sérieux. Par exemple, maintenir une attitude calme et rassurante, même dans des situations stressantes, peut contribuer à un environnement de soins positif et bienveillant.

Suivi et évaluation continus du bien-être psychologique des patients permettent de détecter rapidement tout changement dans leur état émotionnel et d'ajuster le soutien en conséquence. Les aides-soignants doivent régulièrement évaluer les besoins psychologiques des patients, en utilisant des outils d'évaluation appropriés et en sollicitant des retours directs. Par exemple, utiliser des questionnaires de dépistage de l'anxiété et de la dépression peut aider à identifier les patients nécessitant une attention psychologique accrue.

Conclusion

- **Récapitulatif des points clés**

La gestion des soins de santé, en particulier pour les aides-soignants, nécessite une compréhension approfondie et une application pratique de divers aspects essentiels pour garantir des soins de qualité aux patients. Voici un récapitulatif des points clés abordés :

1. L'importance de la formation et de l'expérience pratique
La formation et l'expérience sont fondamentales pour les aides-soignants, leur permettant d'acquérir les compétences nécessaires pour fournir des soins de haute qualité. Une formation continue et des opportunités d'apprentissage pratique renforcent leur expertise et leur confiance dans leurs capacités à répondre aux besoins des patients.

2. La réalité du métier d'aide-soignant en service des urgences
Les aides-soignants en service des urgences doivent être capables de gérer des situations stressantes et imprévisibles. Ils doivent être compétents dans l'évaluation rapide des patients, la stabilisation des fonctions vitales et la collaboration avec les autres membres de l'équipe médicale.

3. L'accompagnement psychologique
Offrir un soutien psychologique est crucial pour le bien-être des patients. Cela implique une écoute active, la validation des sentiments, l'enseignement de techniques de gestion du stress, et la facilitation de l'accès aux ressources spécialisées. L'implication de la famille et la création d'un environnement de soins bienveillant sont également essentiels.

4. Communication avec les parents et les proches
Une communication claire et empathique avec les parents et les proches est indispensable pour établir la confiance et la coopération. Fournir des informations complètes et simples, écouter activement, et offrir un soutien émotionnel sont des éléments clés pour une interaction efficace.

5. Adaptation des soins aux enfants
Les soins pédiatriques nécessitent des techniques spécifiques adaptées à l'âge et au développement de l'enfant. Utiliser un langage simple, des supports visuels, des techniques de jeu, et impliquer les parents sont des stratégies importantes pour assurer des soins appropriés et réduire l'anxiété des enfants.

6. Gestion des traumatismes pédiatriques
La gestion des traumatismes chez les enfants demande une évaluation rapide, la stabilisation des fonctions vitales, la gestion de la douleur, et un soutien émotionnel continu. La coordination interdisciplinaire et la formation continue sont cruciales pour fournir des soins efficaces et sensibles.

7. Prise en charge des infections et des maladies aiguës
Les aides-soignants doivent être vigilants pour identifier les signes précoces d'infection et de maladies aiguës, surveiller les symptômes, administrer les traitements appropriés, et éduquer les patients et leurs familles. La prévention de la propagation des infections et la coordination interdisciplinaire sont également essentielles.

8. Protocoles de sécurité pour le personnel et les patients
La sécurité est une priorité dans les établissements de santé. Les aides-soignants doivent suivre des protocoles stricts pour la prévention des infections, la manipulation sécurisée des équipements et des substances dangereuses, et la gestion des incidents violents. Une formation continue et une évaluation régulière des protocoles sont indispensables.

9. Gestion des agressions et des incidents violents
La gestion des agressions nécessite des techniques de désescalade, une communication efficace, et la collaboration avec les services de sécurité. Le soutien psychologique post-incident et la documentation rigoureuse des événements sont essentiels pour améliorer la sécurité et prévenir les futurs incidents.

10. Plans d'urgence et coordination interservices
Les plans d'urgence doivent être bien élaborés et testés régulièrement pour assurer une réponse rapide et coordonnée en cas de crise. Les aides-soignants jouent un rôle crucial dans la mise en œuvre de ces plans, en travaillant en collaboration avec les autres services de santé et en participant à des exercices de simulation.

En résumé, le rôle des aides-soignants est multifacette et exige une combinaison de compétences techniques, de communication empathique, et de coordination interdisciplinaire. En mettant en œuvre ces principes, les aides-soignants peuvent fournir des soins de haute qualité, améliorer le bien-être des patients, et contribuer à un environnement de soins sûr et efficace.

Annexes

- **Bibliographie et ressources utiles**

Livres et Publications

1. **"Soins Infirmiers aux Urgences"** par Éliane Bayle et Michel Galimard

    o Un guide pratique sur les soins infirmiers aux urgences, avec des conseils détaillés sur la gestion des patients en situation critique.

2. **"Manuel de soins en pédiatrie"** par Caroline Laurence

    o Un manuel complet sur les soins pédiatriques, couvrant les aspects cliniques, psychologiques et éducatifs.

3. **"Psychologie de la Santé"** par Howard S. Friedman et Roxane Cohen Silver

    o Un ouvrage explorant les liens entre la psychologie et la santé, y compris la gestion du stress et le soutien émotionnel aux patients.

4. **"Communication en Santé"** par Pierre Lombrail et Dominique Desjeux

    o Une analyse des pratiques de communication en milieu médical, avec des stratégies pour améliorer les interactions avec les patients et leurs familles.

5. **"Les gestes de secours en situation d'urgence"** par Christophe Prudhomme

    o Un guide sur les gestes de premiers secours à effectuer en situation d'urgence, adapté aux professionnels de la santé et au grand public.

Articles Scientifiques et Journaux

1. **"The Impact of Effective Communication on Healthcare Outcomes"** - Journal of Patient Experience

    o   Étude sur l'importance de la communication efficace dans les soins de santé et son influence sur les résultats des patients.
2. **"Pediatric Trauma Care: An Overview"** - Pediatric Emergency Care

    o   Revue des meilleures pratiques et des protocoles pour la prise en charge des traumatismes pédiatriques.
3. **"Infection Control Practices in Healthcare Settings"** - American Journal of Infection Control

    o   Recherche sur les pratiques de contrôle des infections et leur application dans les établissements de santé.
4. **"Psychological Support for Patients with Chronic Illnesses"** - Journal of Health Psychology

    o   Exploration des techniques de soutien psychologique pour les patients souffrant de maladies chroniques.

Sites Web et Ressources en Ligne

1. **World Health Organization (WHO)**

    o   Site officiel de l'Organisation mondiale de la santé avec des ressources et des guides sur diverses questions de santé publique.
    o   www.who.int

2. **Centers for Disease Control and Prevention (CDC)**
    - Informations détaillées sur les maladies infectieuses, la prévention des infections et les protocoles de sécurité.
    - www.cdc.gov
3. **National Institute for Health and Care Excellence (NICE)**
    - Directives et recommandations basées sur des preuves pour les professionnels de la santé.
    - www.nice.org.uk
4. **MedlinePlus**
    - Une ressource de la National Library of Medicine offrant des informations fiables sur les maladies, les conditions et les traitements médicaux.
    - medlineplus.gov
5. **PubMed**
    - Une base de données de recherche médicale offrant des accès à des articles scientifiques et des études cliniques.
    - pubmed.ncbi.nlm.nih.gov

Associations Professionnelles et Organisations

1. **International Council of Nurses (ICN)**
    - Organisation représentant les infirmières et promouvant des soins de qualité et la formation continue.
    - www.icn.ch
2. **American Nurses Association (ANA)**
    - Association professionnelle pour les infirmières aux États-Unis, offrant des ressources éducatives et des certifications.
    - www.nursingworld.org

3. **European Society for Emergency Medicine (EUSEM)**
   - Organisation européenne dédiée à l'amélioration des soins d'urgence.
   - www.eusem.org
4. **National Association of Healthcare Assistants (NAHCA)**
   - Association offrant du soutien, de la formation et des ressources pour les aides-soignants.
   - www.nahcacna.org

En utilisant ces ressources, les aides-soignants et autres professionnels de la santé peuvent améliorer leurs compétences, se tenir informés des dernières avancées médicales et offrir des soins de haute qualité aux patients.

- **Contacts et organisations de soutien**

Organisations Internationales

1. **Organisation Mondiale de la Santé (OMS)**

   - **Contact :**
     - Site web : www.who.int
     - Adresse : Avenue Appia 20, 1211 Genève, Suisse
     - Téléphone : +41 22 791 21 11
   - **Description :** L'OMS est une agence spécialisée des Nations Unies chargée de la santé publique internationale, offrant des directives et des ressources sur une variété de problèmes de santé.

2. **International Council of Nurses (ICN)**

   - **Contact :**
     - Site web : www.icn.ch
     - Adresse : 3, place Jean-Marteau, 1201 Genève, Suisse
     - Téléphone : +41 22 908 01 00
   - **Description :** Organisation mondiale représentant les infirmières, promouvant des soins de qualité et la formation continue.

Organisations Nationales

1. **Croix-Rouge Française**

   - **Contact :**
     - Site web : www.croix-rouge.fr
     - Adresse : 98 rue Didot, 75014 Paris, France
     - Téléphone : +33 1 44 43 11 00
   - **Description :** Organisation humanitaire offrant des services de secours, de formation aux premiers secours et de soutien médical.

2. **Ordre National des Infirmiers (ONI)**

- Contact :
  - Site web : www.ordre-infirmiers.fr
  - Adresse : 228, rue du Faubourg Saint-Martin, 75010 Paris, France
  - Téléphone : +33 1 71 93 60 30
- Description : Organisme régulateur de la profession infirmière en France, offrant des ressources et un soutien professionnel aux infirmiers.

3. **Association Nationale des Infirmières et Infirmiers Diplômés et Étudiants (ANFIIDE)**

   - Contact :
     - Site web : www.anfiide.com
     - Adresse : 5 Rue de la Bienfaisance, 75008 Paris, France
     - Téléphone : +33 1 42 65 12 89
   - Description : Association professionnelle visant à promouvoir l'excellence dans la pratique infirmière et à offrir un soutien aux étudiants et professionnels.

Associations et Groupes de Soutien

1. **Association France Traumatisme (AFT)**

   - Contact :
     - Site web : www.france-traumatisme.org
     - Adresse : 14 Rue Charles V, 75004 Paris, France
     - Téléphone : +33 1 48 04 89 10
   - Description : Organisation offrant du soutien aux victimes de traumatismes et à leurs familles, ainsi que des ressources éducatives et des services de réhabilitation.

2. **Fédération Nationale des Aides-Soignants (FNAS)**

   - Contact :
     - Site web : www.fnas.fr

- ▪ Adresse : 10 Rue des Mathurins, 75009 Paris, France
- ▪ Téléphone : +33 1 40 17 01 01
- ○ **Description :** Organisation représentant les aides-soignants, fournissant des ressources professionnelles, des formations et du soutien.

3. **Soutien Psychologique aux Soignants (SPS)**

- ○ **Contact :**
  - ▪ Site web : www.asso-sps.fr
  - ▪ Adresse : 53 Rue Perronet, 92200 Neuilly-sur-Seine, France
  - ▪ Téléphone : +33 1 41 92 17 58
- ○ **Description :** Association offrant des services de soutien psychologique aux professionnels de la santé, y compris des lignes d'assistance et des consultations.

Services de Soutien en Ligne

1. **SOS Médecins**

- ○ **Contact :**
  - ▪ Site web : www.sosmedecins.fr
  - ▪ Téléphone : 3624 (disponible 24h/24)
- ○ **Description :** Service d'urgence médicale offrant des consultations à domicile et des conseils médicaux par téléphone.

2. **Santé Publique France**

- ○ **Contact :**
  - ▪ Site web : www.santepubliquefrance.fr
- ○ **Description :** Agence nationale de santé publique fournissant des informations et des ressources sur divers sujets de santé publique, y compris les épidémies et les campagnes de prévention.

3. **Allo Parents Bébé**

   - **Contact :**
     - Site web : www.alloparentsbebe.org
     - Téléphone : 0 800 00 3456 (appel gratuit)
   - **Description :** Service d'assistance téléphonique offrant du soutien et des conseils aux parents de jeunes enfants.

Ressources Éducatives et Formation

1. **Institut de Formation en Soins Infirmiers (IFSI)**

   - **Contact :**
     - Site web : www.ifsi.fr
   - **Description :** Réseau d'instituts offrant des formations diplômantes en soins infirmiers et aides-soignants, avec des programmes de formation continue.

2. **Université de la Santé**

   - **Contact :**
     - Site web : www.universitedelasante.fr
   - **Description :** Plateforme de formation en ligne pour les professionnels de la santé, offrant des cours sur diverses thématiques médicales et de soins.

Ces contacts et organisations de soutien offrent des ressources précieuses et des services essentiels pour les aides-soignants, les professionnels de la santé et les patients. En tirant parti de ces ressources, les aides-soignants peuvent améliorer leurs compétences, obtenir du soutien émotionnel et professionnel, et fournir des soins de haute qualité à leurs patients.

Références

- **Études et articles scientifiques**

Études Cliniques et Recherches

1. "The Impact of Effective Communication on Healthcare Outcomes"

    - **Journal of Patient Experience**
    - **Résumé :** Cette étude explore comment la communication efficace entre les professionnels de la santé et les patients améliore les résultats cliniques. Elle met en évidence l'importance de l'écoute active, de l'empathie et de la clarté des informations pour améliorer la satisfaction des patients et les résultats de santé.
    - **Accès :** Journal of Patient Experience

2. "Pediatric Trauma Care: An Overview"

    - **Pediatric Emergency Care**
    - **Résumé :** Cet article offre un aperçu des meilleures pratiques et des protocoles pour la prise en charge des traumatismes pédiatriques. Il aborde les aspects de l'évaluation initiale, de la stabilisation et de la réhabilitation des enfants victimes de traumatismes.
    - **Accès :** Pediatric Emergency Care

3. "Infection Control Practices in Healthcare Settings"

    - **American Journal of Infection Control**
    - **Résumé :** La recherche examine les pratiques de contrôle des infections dans les établissements de santé et leur efficacité dans la réduction des infections nosocomiales. L'étude souligne l'importance de l'hygiène des mains, de l'utilisation des équipements de protection individuelle (EPI) et des protocoles de désinfection.
    - **Accès :** American Journal of Infection Control

4. **"Psychological Support for Patients with Chronic Illnesses"**

    - Journal of Health Psychology
    - **Résumé :** Cet article examine les techniques de soutien psychologique pour les patients souffrant de maladies chroniques. Il explore les interventions telles que la thérapie cognitive-comportementale, le soutien émotionnel et les groupes de soutien pour améliorer la qualité de vie des patients.
    - **Accès :** Journal of Health Psychology

5. **"The Role of Nurses in Emergency Care Settings"**

    - Journal of Emergency Nursing
    - **Résumé :** Cette étude met en lumière le rôle crucial des infirmières et des aides-soignants dans les services d'urgence. Elle discute des compétences nécessaires, des défis courants et des stratégies pour améliorer les soins aux patients dans des environnements stressants.
    - **Accès :** <u>Journal of Emergency Nursing</u>

6. **"Mental Health Interventions for Pediatric Patients"**

    - Child and Adolescent Psychiatry and Mental Health
    - **Résumé :** L'article explore les interventions en santé mentale pour les patients pédiatriques, y compris la thérapie par le jeu, la thérapie familiale et les programmes de soutien scolaire. Il examine également les facteurs de réussite de ces interventions.
    - **Accès :** Child and Adolescent Psychiatry and Mental Health

Articles Spécialisés et Revues de Littérature

1. **"Effective Strategies for Managing Pediatric Pain"**

   - **Pediatric Pain Management Journal**
   - **Résumé :** Cet article passe en revue les stratégies efficaces pour gérer la douleur chez les enfants, y compris l'utilisation d'analgésiques, les techniques de distraction et la thérapie comportementale. Il met l'accent sur l'importance de l'évaluation précise de la douleur pédiatrique.
   - **Accès :** [Pediatric Pain Management Journal](#)

2. **"Advancements in Trauma Care for Children"**

   - **Journal of Pediatric Surgery**
   - **Résumé :** Cette revue de littérature examine les avancées récentes dans la prise en charge des traumatismes chez les enfants, notamment les nouvelles techniques chirurgicales, les protocoles de réanimation et les approches multidisciplinaires.
   - **Accès :** [Journal of Pediatric Surgery](#)

3. **"Infection Prevention and Control in Healthcare Settings"**

   - **Journal of Hospital Infection**
   - **Résumé :** L'article explore les meilleures pratiques pour la prévention et le contrôle des infections dans les établissements de santé, y compris les stratégies de surveillance, la formation du personnel et les innovations technologiques.
   - **Accès :** [Journal of Hospital Infection](#)

4. **"Emotional Support for Healthcare Workers During Pandemics"**

   - **Journal of Occupational Health Psychology**
   - **Résumé :** Cette étude examine l'impact psychologique des pandémies sur les travailleurs de la santé et propose des stratégies pour offrir un

soutien émotionnel efficace, y compris des interventions psychologiques, des programmes de bien-être et des ressources de soutien.
- Accès : Journal of Occupational Health Psychology

Ressources en Ligne et Bases de Données

1. **PubMed**
   - Accès : pubmed.ncbi.nlm.nih.gov
   - Description : Base de données de recherche médicale offrant un accès à une vaste collection d'articles scientifiques et d'études cliniques dans le domaine de la santé.

2. **Cochrane Library**
   - Accès : www.cochranelibrary.com
   - Description : Une source fiable d'informations sur les revues systématiques et les essais cliniques contrôlés, aidant les professionnels de la santé à prendre des décisions éclairées.

3. **ResearchGate**
   - Accès : www.researchgate.net
   - Description : Plateforme en ligne où les chercheurs publient leurs travaux, échangent des idées et collaborent sur des projets de recherche.

4. **Google Scholar**
   - Accès : scholar.google.com
   - Description : Moteur de recherche spécialisé dans les articles académiques et les études scientifiques, permettant d'accéder à des milliers de publications dans divers domaines.

5. **Scopus**
   - Accès : www.scopus.com

- **Description :** Base de données bibliographique contenant des résumés et des citations pour des articles de revues académiques, des conférences et des brevets.

Ces études, articles et ressources en ligne offrent une base solide pour approfondir les connaissances et améliorer les pratiques cliniques des aides-soignants et autres professionnels de la santé. En restant informés des dernières recherches et des meilleures pratiques, ils peuvent continuer à offrir des soins de haute qualité et à répondre efficacement aux besoins de leurs patients.

- **Guidelines et recommandations professionnelles**

Organisations Internationales

1. **Organisation Mondiale de la Santé (OMS)**

   - **Guidelines de l'OMS sur la prévention et le contrôle des infections**
     - **Description :** Directives détaillées sur la prévention des infections, y compris les mesures d'hygiène, l'utilisation des équipements de protection individuelle (EPI) et les protocoles de désinfection.
     - **Accès :** OMS - Infection Prevention and Control

2. **International Council of Nurses (ICN)**

   - **Code de déontologie pour les infirmières**
     - **Description :** Un ensemble de principes et de standards pour la pratique éthique des soins infirmiers à l'échelle mondiale, visant à guider les infirmières dans leurs responsabilités professionnelles et personnelles.
     - **Accès :** ICN Code of Ethics for Nurses

3. **Centers for Disease Control and Prevention (CDC)**
   - **Guidelines de soins aux patients en milieu hospitalier**
     - **Description :** Recommandations pour la gestion des soins en milieu hospitalier, y compris la prévention des infections, les protocoles de soins d'urgence et la sécurité des patients.
     - **Accès :** CDC - Healthcare Infection Control Practices

Organisations Nationales

1. **Haute Autorité de Santé (HAS) - France**
   - **Recommandations pour la pratique clinique**
     - **Description :** Directives et recommandations basées sur des preuves pour améliorer la qualité des soins et la sécurité des patients dans les établissements de santé français.
     - **Accès :** HAS - Recommandations de Pratique Clinique
2. **National Institute for Health and Care Excellence (NICE) - Royaume-Uni**
   - **Guidelines cliniques**
     - **Description :** Directives basées sur des preuves couvrant une vaste gamme de conditions médicales et de soins de santé, conçues pour aider les professionnels de la santé à offrir des soins de haute qualité.
     - **Accès :** NICE - Clinical Guidelines
3. **American Nurses Association (ANA) - États-Unis**
   - **Standards de pratique infirmière**
     - **Description :** Normes et directives pour la pratique infirmière aux États-Unis, visant à

promouvoir des soins de haute qualité et la sécurité des patients.
    - **Accès :** [ANA - Standards of Nursing Practice](#)

Recommandations Spécifiques pour les Aides-Soignants

1. **Fédération Nationale des Aides-Soignants (FNAS) - France**

    - **Guide pratique pour les aides-soignants**
        - **Description :** Recommandations et bonnes pratiques pour les aides-soignants, incluant les protocoles de soins, les techniques de communication avec les patients et les familles, et la gestion des situations d'urgence.
        - **Accès :** FNAS - Guide Pratique

2. **National Association of Healthcare Assistants (NAHCA) - États-Unis**

    - **Compétences et standards professionnels**
        - **Description :** Normes professionnelles et compétences requises pour les aides-soignants, visant à garantir des soins sûrs et efficaces aux patients.
        - **Accès :** [NAHCA - Professional Standards](#)

3. **Canadian Association of Practical Nurses (CAPN) - Canada**

    - **Normes de pratique pour les aides-soignants**
        - **Description :** Directives sur les compétences, les responsabilités et les pratiques professionnelles des aides-soignants au Canada, visant à améliorer la qualité des soins et la sécurité des patients.
        - **Accès :** CAPN - Practice Standards

Ressources Spécialisées

1. **European Society for Emergency Medicine (EUSEM)**
   - **Guidelines pour les soins d'urgence**
     - **Description :** Directives et recommandations pour la gestion des urgences médicales, couvrant les meilleures pratiques pour la prise en charge des patients en situation critique.
     - **Accès :** <u>EUSEM - Emergency Medicine Guidelines</u>
2. **Infection Control Today**
   - **Articles et guidelines sur le contrôle des infections**
     - **Description :** Ressources et recommandations sur les pratiques de contrôle des infections, visant à réduire les infections nosocomiales et à améliorer la sécurité des patients.
     - **Accès :** <u>Infection Control Today</u>
3. **MedlinePlus - Guide de soins pour les maladies infectieuses**
   - **Description :** Informations complètes sur les maladies infectieuses, y compris les symptômes, le diagnostic, le traitement et les mesures de prévention.
   - **Accès :** MedlinePlus - Infectious Diseases

Programmes de Formation Continue et Certifications

1. **American Heart Association (AHA)**
   - **Certification en réanimation cardio-pulmonaire (RCP) et premiers secours**
     - **Description :** Programmes de certification pour la RCP et les premiers secours,

incluant des cours en ligne et des formations pratiques.
- **Accès :** AHA - CPR and First Aid

2. **Institut de Formation en Soins Infirmiers (IFSI) - France**

   - **Programmes de formation continue pour les aides-soignants**
     - **Description :** Offres de formation continue et de perfectionnement pour les aides-soignants, couvrant divers aspects des soins infirmiers et des techniques de soins.
     - **Accès :** IFSI - Formation Continue

3. **Red Cross Training Services**

   - **Cours de premiers secours et de gestion des catastrophes**
     - **Description :** Formation en premiers secours, en RCP et en gestion des catastrophes pour les professionnels de la santé et les bénévoles.
     - **Accès :** Red Cross Training

En suivant ces guidelines et recommandations professionnelles, les aides-soignants et autres professionnels de la santé peuvent garantir des pratiques de haute qualité, améliorer la sécurité des patients et maintenir des standards élevés dans leurs soins quotidiens. Ces ressources fournissent des bases solides pour la formation continue, le développement professionnel et l'amélioration des compétences.

www.ingramcontent.com/pod-product-compliance
Lightning Source LLC
Chambersburg PA
CBHW071913210526
45479CB00002B/395